T0194104

WissenKompakt Medizin

„WissenKompakt Medizin" bietet topaktuelles medizinisches Wissen für Jedermann. Dabei umfasst die Reihe ein breites Spektrum an Themen und reicht von „Volkskrankheiten", ihren Grundlagen und der neuesten Therapieverfahren bis hin zu hochaktuellen Forschungsergebnissen und deren Auswirkung auf den medizinischen Alltag. Auf spannende und unterhaltsame Weise werden so interessante Fragestellungen rund um die Medizin einem breiten Publikum allgemeinverständlich näher gebracht. Renommierte Ärztinnen, Ärzte und Spitzenforscher aus der deutschen Top-Universität sind der Garant für hervorragende Inhalte und großartige Einblicke in die Welt der Medizin.

Diese Reihe ist entstanden in Kooperation zwischen der Universitätsklinik und der medizinischen Fakultät Heidelberg und dem Springer-Verlag.

Mehr Informationen zu dieser Reihe auf http://www.springer.com/series/15356

Joachim Kirsch

*Hrsg.*

# Schmerz, lass' nach!

Eine Einführung in die Grundbegriffe der Schmerzmedizin

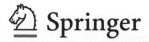 Springer

*Herausgeber*
**Joachim Kirsch**
Universität Heidelberg, Institut für
Anatomie und Zellbiologie
Heidelberg
Deutschland

WissenKompakt Medizin
ISBN 978-3-662-55357-2          ISBN 978-3-662-55358-9     (eBook)
https://doi.org/10.1007/978-3-662-55358-9

Die Deutsche Nationalbibliothek verzeichnet diese Publikation in der Deutschen Nationalbibliografie; detaillierte bibliografische Daten sind im Internet über http://dnb.d-nb. de abrufbar.

Umschlaggestaltung: deblik Berlin
Fotonachweis Umschlag: © Universitätsklinikum Heidelberg
Fotograf: Christian Buck

Gedruckt auf säurefreiem und chlorfrei gebleichtem Papier

Springer ist Teil von Springer Nature
Die eingetragene Gesellschaft ist Springer-Verlag GmbH Deutschland
Die Anschrift der Gesellschaft ist: Heidelberger Platz 3, 14197 Berlin, Germany

# Geleitwort zur Reihe

**Medizin verständlich erklärt**

Prävention und die Stärkung der Eigenverantwortung von Gesunden und Kranken sind wichtige Zukunftsaufgaben der Universitätsmedizin. Basis für den Weg zum mündigen Patienten sind verlässliche Informationen auf dem neusten Stand der Forschung, die von Ärztinnen und Ärzten, Wissenschaftlerinnen und Wissenschaftlern täglich geprüft werden. Das Internet liefert neben empfehlenswerten medizinischen Inhalten leider auch viele unseriöse Informationen. Die hilfreichen Ratschläge herausfiltern kann aber nur, wer sich einigermaßen auskennt. Menschen fundiert und verständlich über medizinische Zusammenhänge aufzuklären, wird daher künftig noch wichtiger als es bislang schon war.

In der neuen Sachbuchreihe WissenKompakt Medizin bringen namhafte Heidelberger Experten dem interessierten Leser die Vielseitigkeit der modernen Medizin nahe. Kein humanmedizinisches Fachchinesisch, keine langatmigen Studien und detailverliebten Kurven – am Puls aktueller Klinik, Forschung und Lehre gewinnen Sie, liebe Leserin und lieber Leser, spannende Einblicke in Körper und Geist. Sie erfahren, wie Sie selbst dazu beitragen können, möglichst lange gesund zu bleiben und welche Möglichkeiten moderne Medizin für Patienten bietet.

Wir freuen uns, dass der Springer Verlag Heidelberg, das Universitätsklinikum Heidelberg und die Medizinische Fakultät der Universität Heidelberg – alle beheimatet auf dem einzigartigen Medizincampus Im Neuenheimer Feld – gemeinsam diese neue Sachbuchreihe auf den Weg bringen. Ideengeber war die populäre Vortragsreihe „Medizin am Abend" am Universitätsklinikum Heidelberg in Kooperation mit der Rhein-Neckar-Zeitung. Seit 2013 hat sich diese höchst beliebte Veranstaltung zu einem wahren Publikumsmagneten entwickelt. Bis zu 800 Zuhörer strömen zu den rund zehn Lesungen pro Jahr, bei denen Chefärzte und Top-Forscher des Heidelberger Medizincampus im Hörsaal den interessierten Bürgerinnen und Bürgern Medizin nahe bringen. Sie erläutern in einfacher Sprache, wie man Tabletten richtig einnimmt, wie viel Alkohol erlaubt ist oder ob Sport tatsächlich krank macht. Anschaulich mit Witz und Charme erklärt, aber selbstredend hoch seriös – was die Vorlesungsreihe im weiten Umkreis um Heidelberg einzigartig und einzigartig populär macht.

Wir wünschen auch dieser Buchreihe viel Erfolg! Auf dass sie die Leserinnen und Leser mit spannenden Themen begeistert und gewinnbringend informiert. Wenn die Reihe dazu beiträgt, die ein oder andere Leserin, den ein oder anderen Leser länger gesund zu halten, dann haben wir viel erreicht.

**Prof. Dr. Guido Adler**
Ehem. Leitender Ärztlicher Direktor
Vorstandsvorsitzender
Universitätsklinikum Heidelberg

**Prof. Dr. Wolfgang Herzog**
Dekan
Medizinische Fakultät der Universität
Heidelberg

# Vorwort

Wer kennt das nicht? Ein Hammer verfehlt sein Ziel und schon ist es passiert. Statt einen Nagel in die Wand zu schlagen, schmerzen Daumen und/oder Zeigefinger. Hier ist die Ursache klar, meist klingt dieser Schmerz schnell ab. Was aber, wenn der Schmerz größer als die vermeintlich geringfügige Ursache, die Ursache unklar ist oder der Schmerz fortbesteht, obwohl mögliche Ursachen beseitigt werden konnten?

Dieses kleine Buch möchte in die Grundbegriffe der Schmerzmedizin einführen. Hierzu gehören neben begrifflichen Erklärungen zunächst einmal Erläuterungen der anatomischen und physiologischen Grundlagen. Dieses Grundlagenwissen hat zum Ziel, die Wahrnehmung von Schmerz als einem unserer spezialisierten Sinne zu verstehen, der uns hilft, den Alltag zu meistern.

Allzu schnell greifen viele von uns zu in einer Apotheke frei verkäuflichen Tabletten, um z. B. Kopfschmerzen zu behandeln. Wo greifen solche Medikamente eigentlich an? Klinisch erfahrene Ärzte aus dem Schmerzzentrum des Universitätsklinikums Heidelberg erläutern das „Handwerk" einer rationalen Schmerztherapie, bei der die Therapie mit Tabletten etc. lediglich einen Baustein in einem integrierten Konzept zur erfolgreichen Behandlung von Schmerzen darstellt.

Im Medizinstudium wurde das Thema „Schmerz" an vielen unterschiedlichen Stellen behandelt – meist wenn es um akuten Schmerz geht, seltener dagegen, wenn es um chronischen Schmerz geht. Schmerz als eigenständiges Krankheitsbild und Schmerztherapie als eigenständiges Fach kam bis vor kurzem nicht vor. Daher hat der Gesetzgeber ein neues „Querschnittsfach" Schmerzmedizin eingeführt; Querschnittsfach, weil neben Schmerztherapeuten auch andere Fachrichtungen, insbesondere auch die Grundlagenfächer Anatomie und Physiologie, beteiligt sind. Alle Studierenden der Humanmedizin, die nach Herbst 2017 das Staatsexamen absolvieren wollen, müssen Kenntnisse in diesem neuen Fach nachweisen.

Der vorliegende Band aus der Reihe *WissenKompakt Medizin* geht denn auch aus einer solchen interdisziplinären Lehrveranstaltung hervor, bei der die Studierenden der Humanmedizin zum ersten Mal konkret mit dem Phänomen „Schmerz" konfrontiert werden. Die Autoren sind überzeugt, dass es darüber hinaus nützlich ist, wenn auch eine breite Leserschaft über Schmerzen und deren Behandlungsmöglichkeiten „aus erster Hand" informiert wird. Deshalb haben wir das Unterrichtsmaterial so aufbereitet, dass auch ein medizinischer Laie die Grundlagen einer modernen Schmerztherapie nachvollziehen kann.

Wir danken an dieser Stelle Frau Astrid Horlacher vom Springer-Verlag, die uns in der Idee bestärkt hat, dieses Projekt zu verfolgen. Besonderen Dank schulden wir unserem Graphiker, Herrn Rolf Nonnenmacher, der mit Geduld, Einfühlungsvermögen und großem Können unsere graphischen Vorstellungen umgesetzt hat. Wir freuen uns über jeden interessierten Leser von „Schmerz, lass' nach!" und möchten Sie ermutigen, Multiplikator des neuen Wissens zu sein.

Joachim Kirsch
Hubert J. Bardenheuer
Andreas Draguhn
Oliver Kann
Jens Keßler

Heidelberg, im Sommer 2017

# Über die Autoren

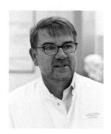

- **Prof. Dr. med. Joachim Kirsch**
- Geboren 1958 in Homburg/Saar
- Medizin und Biochemie Studium an der Rheinischen Friedrich-Wilhelms-Universität Bonn bzw. Princeton University (USA)
- Nach der Promotion 1987 drei Jahre DFG Stipendiat am Department for Neurobiology des Weizmann Instituts in Rehovot (Israel)
- Einjähriger Aufenthalt als Postdoktorand am Deutschen Krebsforschungszentrum Heidelberg und drei Jahre am Max-Planck-Institut für Hirnforschung in Frankfurt/Main
- 1995 Habilitation für Anatomie an der Dr. Senckenbergischen Anatomie in Frankfurt/Main
- 1995–1998: Heisenberg-Stipendium und Schilling-Stiftungsprofessur am Max-Planck-Institut für Hirnforschung in Frankfurt/Main
- 1998 Ruf auf den Lehrstuhl für Anatomie an der Universität Ulm
- Seit 2002 Direktor der Abteilung „Medizinische Zellbiologie" am Institut für Anatomie und Zellbiologie der Universität Heidelberg

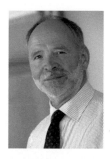

- **Prof. Dr. med. Prof. h.c. (RCH) Hubert J. Bardenheuer**
- Geboren 1949 in Eschweiler
- 1970–1976 Studium der Humanmedizin an der RWTH Aachen
- 1978 Approbation als Arzt
- 1980 Promotion zum Doktor der Medizin, RWTH Aachen
- 1979–1984 Wissenschaftlicher Assistent am Physiologischen Institut der Ludwig-Maximilians-Universität München
- 1983–1984 Research Associate am Department of Physiology, Michigan State University East Lansing, Michigan, USA
- 1984–1993 Wissenschaftlicher Assistent am Institut für Anaesthesiologie der Ludwig-Maximilians-Universität München
- 1991 Habilitation und venia legendi für das Fach Anaesthesiologie

- 1992 Karl-Thomas-Preis der Deutschen Gesellschaft für Anaesthesiologie und Intensivmedizin
- 1993 Universitätsprofessor (C3) für Anaesthesiologie der Universität Heidelberg
- 2001 Lehrpreis HEICUMED der Medizinischen Fakultät der Universität Heidelberg
- 2003 Landeslehrpreis des Landes Baden-Württemberg
- 2009 Marsilius Fellow der Universität Heidelberg

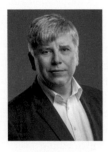

- **Prof. Dr. med. Andreas Draguhn**
- Geboren 1961 in Wuppertal
- Studium der Medizin, Physik und Philosophie in Bonn
- 1987–1990 experimentelle Doktorarbeit am Max-Planck-Institut für biophysikalische Chemie, Göttingen und Max-Planck-Institut für medizinische Forschung, Heidelberg
- Promotion 1991 in Heidelberg
- 1992–1994 wissenschaftlicher Assistent am Institut für Physiologie der Universität Köln
- 1994–2002 wissenschaftlicher Assistent am Institut für Physiologie der Charité, Humboldt-Universität Berlin
- 1997 Gastaufenthalt an der Universität Birmingham/England
- 1999 Habilitation für Physiologie
- Seit 2003 Direktor der Abteilung Neuro- und Sinnesphysiologie am Institut für Physiologie der Universität Heidelberg
- Forschungsschwerpunkt: Funktion neuronaler Netzwerke

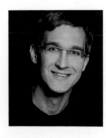

- **Prof. Dr. med. Oliver Kann**
- Geboren 1971 in Homberg/Efze
- 1992–2000 Studium der Humanmedizin und der Philosophie an der Philipps-Universität Marburg bzw. der Freien Universität Berlin
- 1996–1998 Experimentelle Arbeiten für die Dissertation am Max-Delbrück-Centrum für Molekulare Medizin, Berlin-Buch
- 2000–2010 Wissenschaftlicher Mitarbeiter bzw. wissenschaftlicher Assistent am Institut für Neurophysiologie, Charité-Universitätsmedizin Berlin
- 2001 Promotion an der Humboldt-Universität zu Berlin
- 2005–2006 Gastwissenschaftler am Department of Neurobiology, The Hebrew University of Jerusalem, Rehovot (Israel)

- 2009 Habilitation und venia legendi für Physiologie, Charité-Universitätsmedizin Berlin
- Seit 2010 Universitätsprofessor für Allgemeine Neurophysiologie am Institut für Physiologie und Pathophysiologie, Ruprecht-Karls-Universität Heidelberg

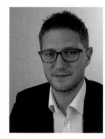

- **Priv.-Doz. Dr. med. Jens Keßler**
- Geboren 1976 in Siegen
- Studium der Humanmedizin an der Justus-Liebig-Universität in Gießen
- Nach der Promotion 2005 Forschungsaufenthalt an der University of California UCSF
- 2008 Facharzt für Anästhesie, Zusatzbezeichnungen Notfallmedizin, Spezielle Schmerztherapie, Palliativmedizin
- 2015 Habilitation für das Fach Anästhesie an der Ruprecht-Karls-Universität Heidelberg
- 2016 Oberarzt der Klinik für Anästhesie im Zentrum für Schmerztherapie und Palliativmedizin
- 2017/2018 Fellow des Marsilius-Kollegs der Ruprecht-Karls-Universität Heidelberg

# Inhaltsverzeichnis

# Mitarbeiterverzeichnis

Joachim, Kirsch, Prof. Dr. med.
Institut für Anatomie und Zellbiologie
Universität Heidelberg
Im Neuenheimer Feld 307
69120 Heidelberg
Deutschland
e-mail: joachim.kirsch@urz.uni-heidelberg.de

Hubert, Bardenheuer, Prof. Dr. med.
Zentrum für Palliativ- und Schmerzmedizin
Universitätsklinikum Heidelberg
Im Neuenheimer Feld 131
69120 Heidelberg
Deutschland
e-mail: hubert.bardenheuer@med.uni-heidelberg.de

Andreas, Draguhn, Prof. Dr. med.
Institut für Physiologie und
Pathophysiologie, Abteilung Neurologie-
und Sinnesphysiologie
Universität Heidelberg
Im Neuenheimer Feld 110
69120 Heidelberg
Deutschland
e-mail: andreas.draguhn@physiologie.uni-heidelberg.de

Oliver, Kann, Prof. Dr. med.
Institut für Physiologie und
Pathophysiologie, Abteilung Neurologie-
und Sinnesphysiologie
Universität Heidelberg
Im Neuenheimer Feld 110
69120 Heidelberg
Deutschland
e-mail: oliver.kann@physiologie.uni-heidelberg.de

Jens, Keßler, Prof. Dr. med.
Zentrum für Palliativ- und Schmerzmedizin
Universitätsklinikum Heidelberg
Im Neuenheimer Feld 110
69120 Heidelberg
Deutschland
e-mail: jens.kessler@med.uni-heidelberg.de

# Was ist das eigentlich, Schmerz?

*Jens Keßler, Hubert Bardenheuer*

© Springer-Verlag GmbH Deutschland 2018
J. Kirsch (Hrsg.), *Schmerz, lass' nach!*, WissenKompakt Medizin,
https://doi.org/10.1007/978-3-662-55358-9_1

**1**

Schmerz ist nach der Definition der Internationalen Gesellschaft zum Studium des Schmerzes (IASP) „ein **unangenehmes Sinnes- und Gefühlserlebnis**, das mit aktueller oder potenzieller **Gewebeschädigung** verknüpft ist oder mit Begriffen einer solchen Schädigung beschrieben wird. (Merskey und Bogduk 1994).

Als „Sinnes- und Gefühlserlebnis" ist Schmerz per Definition daher immer subjektiv geprägt. Ein Stich mit einer standardisierten Nadel und genau definierter Kraft (objektiv gleicher, Schmerz auslösender Reiz) an genau der gleichen Körperstelle wird von unterschiedlichen Menschen als unterschiedlich schmerzhaft empfunden. In seiner Intensität wird Schmerz beispielsweise durch zahlreiche biographische Faktoren wie negative Schmerzerfahrungen in der Vergangenheit sowie den kulturellen Hintergrund der Patienten, Begleiterkrankungen, Tageszeit und individuelle Belastungsfaktoren beeinflusst. So wird ein Patient mit einer vielleicht gravierenden Vorerkrankung im Gastrointenstinaltrakt (z. B. chronisch entzündliche Darmerkrankung wie Morbus Crohn) simples Bauchweh anders wahrnehmen als jemand ohne Vorerkrankung. Damit entzieht sich die „Krankheit" Schmerz im Gegensatz zu vielen anderen chronischen Erkrankungen (z. B. arterielle Hypertonie, Diabetes mellitus) einer objektiven Messbarkeit. Dies bedeutet im Umkehrschluss, dass ein Patient dann Schmerzen hat, wenn er angibt Schmerzen zu haben und nicht, wenn der behandelnde Arzt überzeugt werden kann, dass ein Patient „tatsächlich" Schmerzen hat.

Von großer klinischer Bedeutung für den Verlauf und die Therapie ist die Unterscheidung zwischen **akutem** und **chronischem Schmerz.**

## 1.1    Akuter Schmerz

Der akute Schmerz tritt entweder unmittelbar nach einem akuten Ereignis, z. B. nach einer Unfall bedingten Verletzung, einer Operation, oder im Rahmen einer (akuten) Entzündung auf. In diesen Situationen hat der Schmerz eine Warnfunktion, welche das Auftreten einer Schädigung anzeigt. Er hilft daher, die biologische Integrität des Körpers zu bewahren. Konsequenterweise bekämpft der Arzt solche Schmerzen am besten durch die Behandlung der Ursache(n), z. B. durch Entfernung des Blinddarms oder der Gallenblase. Durch das Abklingen der Schmerzen wird umgekehrt eine erfolgreiche Beseitigung der (drohenden) Schädigung bzw. eine voranschreitende Heilung angezeigt.

## 1.2    Chronischer Schmerz

Bleiben Schmerzen über einen Zeitraum von **drei bis sechs Monaten** (ggf. auch nach Beseitigung der vermeintlichen Ursachen und vermeintlich abgeschlossenem Heilungsprozess) bestehen, spricht man vom chronischen Schmerz. Der chronische Schmerz hat **biologische** (z. B. Schmerz bedingte Funktionseinschränkung), **psychische** (z. B. Störung von Stimmung und Befindlichkeit) und **soziale** (z. B. Beeinträchtigung der Arbeitsfähigkeit) Folgen und ist als **eigenständige Krankheit** zu bewerten. Die häufigste Ursache chronischer Schmerzen sind in Deutschland Erkrankungen des Bewegungsapparates, die sich überwiegend als „Rückenschmerzen" äußern.

Chronischer Schmerz ist ein weit verbreitetes Problem mit einer **Punktprävalenz** (Quotient aus der Anzahl der Betroffenen/Anzahl der Individuen einer Population zu einem bestimmten Zeitpunkt) von 17% in Deutschland und 19% in Europa. Das entspricht in Deutschland etwa 14 Millionen und europaweit etwa 141 Millionen erkrankten Menschen. Dem gegenüber steht eine unzureichende fachspezifische Ausbildung von Ärzten und eine an der Anzahl der Neuerkrankungen pro Jahr (**Inzidenz**) gemessene medizinische Unterversorgung. Im Jahr 2010 musste knapp die Hälfte der Schmerzpatienten (43%) über ein Jahr auf eine Diagnose warten. 19% der Patienten waren der Meinung, dass ihre Schmerzen nicht angemessen behandelt wurden (Merskey und Bogduk 1994).

Erst mit Einführung der neuen Approbationsordnung für Ärzte im Jahr 2012 wurde das **Querschnittsfach „Schmerzmedizin"** in den Ausbildungskatalog des humanmedizinischen Studiengangs aufgenommen, so dass Studierende bei der Meldung zum Zweiten Abschnitt der Ärztlichen Prüfung im Jahr 2016 erstmalig einen Leistungsnachweis im Querschnittsbereich Schmerzmedizin vorweisen mussten.

## 1.2.1 Auswirkungen chronischer Schmerzen

Bei den betroffenen Patienten hat chronischer Schmerz oftmals über den schmerzbedingten Leidensdruck hinausgehende, weitreichende Konsequenzen. Schmerz bedingte **Funktionseinschränkungen** ziehen häufig eine verminderte körperliche Aktivität nach sich. In deren Folge kann es zu einer **Gewichtszunahme** kommen, die zusammen mit einer durch die Schmerzen induzierten Verstärkung der neuroendokrinen **Stressantwort** das kardiovaskuläre System zusätzlich belasten kann.

Auch die Psyche bleibt nicht unbeeinträchtigt von chronischen Schmerzen: es treten gehäuft **depressive Erkrankungen** sowie **Angst- und Schlafstörungen** auf. 39% der Patienten mit chronischen Schmerzen sind der Meinung, dass die Schmerzen ihre familiären Bezüge und das Verhältnis zum Freundeskreis negativ beeinflussen, 19% empfinden sich sogar als gesellschaftlich isoliert (InSites Consulting 2010). Insgesamt ist die 10-Jahres-**Mortalität** (Anzahl der Todesfälle in einem definierten Zeitraum bezogen auf eine Population) bei Patienten mit starken chronischen Schmerzen gegenüber der Normalbevölkerung signifikant erhöht.

Darüber hinaus stellt chronischer Schmerz durch eine Beeinträchtigung der Arbeitsfähigkeit bis hin zur Arbeitsunfähigkeit ein **volkswirtschaftlich hoch relevantes Krankheitsbild** dar: Die Hälfte der Patienten mit chronischen Schmerzen ist der Überzeugung, dass ihre Erkrankung direkte Auswirkungen auf ihren Beschäftigungsstatus hat, 18% (!) gaben an, nicht arbeitsfähig zu sein. In mindestens 42% der Fälle haben Patienten, selbst wenn sie arbeiten können, das Gefühl, dass sie durch den chronischen Schmerz in ihrer Arbeitsfähigkeit eingeschränkt sind (InSites Counsulting 2010). In Deutschland werden die indirekten Kosten alleine für Rücken- und Kopfschmerzen durch Arbeitsausfälle und frühzeitige Berentung auf jährlich etwa 18 Milliarden Euro und für chronische Schmerzen insgesamt auf bis zu 29 Milliarden Euro geschätzt.

## Literatur

Merskey H, Bogduk H (1994) Part III: Pain Terms, A Current List with Definitions and Notes on Usage. Classification of Chronic Pain, Second Edition, IASP Task Force on Taxonomy. IASP Press, Seattle, S 209–214
InSites Consulting (2010). Pain Proposal Patient Survey. August–September 2010. Power Point. (Conducted in 2,019 people with chronic pain across 15 European counties. Funded by Pfizer Ltd.), zitiert in Deutsche Schmerzgesellschaft

# Wo Schmerzen behandelt werden

*Jens Keßler, Hubert Bardenheuer*

© Springer-Verlag GmbH Deutschland 2018
J. Kirsch (Hrsg.), *Schmerz, lass' nach!*, WissenKompakt Medizin,
https://doi.org/10.1007/978-3-662-55358-9_2

Das **Zentrum für Schmerztherapie und Palliativmedizin** des Universitätsklinikums Heidelberg (◼ Abb. 2.1) ist eine Sektion der Klinik für Anästhesiologie und erfüllt die universitären Aufgaben des Fachgebietes in Lehre, Forschung und klinischer Versorgung.

Das Zentrum ist in drei Bereiche gegliedert:

## 2.1    Überregionales Schmerzzentrum

Das Zentrum für Schmerztherapie und Palliativmedizin ist eines der vier überregionalen Schmerzzentren in Baden-Württemberg und übernimmt die ambulante Versorgung von erwachsenen Patienten und Kindern mit chronischen, tumorbedingten und nicht-tumorbedingten Schmerzen. Besonders hervorzuheben ist dabei, dass über einzelne Fachgebiete hinaus das gesamte Spektrum der Schmerzentitäten behandelt wird. Das Zentrum arbeitet dabei federführend, aber gemäß internationaler Empfehlungen im Sinne eines interdisziplinären Therapiekonzeptes eng mit zahlreichen Kliniken, Abteilungen und Instituten des Universitätsklinikums sowie mit niedergelassenen Ärzten zusammen.

In Baden-Württemberg ist das Zentrum Teil eines überregionalen Verbundes universitärer überregionaler und nicht universitärer regionaler Schmerzzentren, die in Lehre, Forschung und Ausbildung eng miteinander zusammenarbeiten. Auf regionaler Ebene ist das Zentrum Teil des Kliniknetzwerkes des Nationalen Centrums für Tumorerkrankungen (NCT) am Universitätsklinikum Heidelberg.

In der Lehre hat das Schmerzzentrum die leitende Funktion bei der Umsetzung des neuen, in der aktualisierten Approbationsordnung verankerten Querschnittsbereiches Schmerzmedizin (Q 14) und koordiniert die beteiligten Fachdisziplinen in der longitudinalen Ausbildung über das gesamte Studium der Humanmedizin hinweg bis zur abschließenden schriftlichen Prüfung. Das Zentrum veranstaltet regelmäßig Schmerzkonferenzen, Symposien und öffentliche Weiterbildungsveranstaltungen und ist aktiv an der Aus- und Weiterbildung von Ärzten und Pflegepersonal beteiligt. Es bestehen Weiterbildungsbefugnisse der Landesärztekammer Nordbaden zum Erwerb der Zusatzbezeichnungen „Spezielle Schmerztherapie" (1 Jahr) und „Palliativmedizin" (1 Jahr). Darüber hinaus ist der Leiter des Zentrums ärztlicher Leiter des zertifizierten Ausbildungscurriculums für Pflegekräfte zur „Pain Nurse".

In der Spezialsprechstunde „Chronischer Singultus" (Schluckauf) werden Patienten aus ganz Deutschland mit diesem seltenen Symptom beraten und therapiert. Seit Beginn dieser Spezialsprechstunde, die in Zukunft als Einzelzentrum im Heidelberger Zentrum für seltene Erkrankungen (ZSE) abgebildet sein wird, wurden mehr als 300 Patienten mit chronischem Singultus behandelt. Damit nimmt diese Spezialsprechstunde eine international führende Position ein.

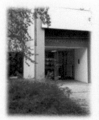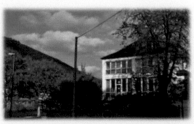

SAPHIR

Spezialisierte
Ambulante
Palliativversorgung
Heidelberg und
im Rhein-Neckar-Kreis

◼ **Abb. 2.1**    Der Eingang des „Schmerzzentrums" auf dem Gelände des Universitätsklinikums Im Neuenheimer Feld 131, die Palliativstation im Krankenhaus St. Vincentius (Untere Neckarstr. 1–5) und das Logo der Spezialisierten Ambulanten Palliativversorgung Heidelberg und im Rhein-Neckar-Kreis

Mit wissenschaftlichen Projekten zu Fragen der Schmerztherapie und Palliativmedizin, unter anderem innerhalb des SFB 1158 Pain, beteiligt sich das Zentrum aktiv an der Forschung und vergibt regelmäßig Dissertationsprojekte zu schmerzrelevanten Themen.

## 2.2 Universitäre Palliativstation am Krankenhaus St. Vincentius

Die Universitäre Palliativstation am Krankenhaus St. Vincentius ist seit Januar 2007 ein im Rhein-Neckar-Kreis etabliertes Kooperationsprojekt zwischen dem Universitätsklinikum Heidelberg und der Evangelischen Stadtmission Heidelberg.

Patienten mit aktiver und weit fortgeschrittener Tumorerkrankung, bei denen der Schwerpunkt der Behandlung auf dem Erhalt der Lebensqualität durch Schmerzreduktion liegt, werden nach einem ganzheitlichen Therapiekonzept von Palliativmedizinern des Universitätsklinikums und spezialisierten Fachpflegekräften des Krankenhauses St. Vincentius behandelt. Darüber hinaus gibt es aufgrund enger Kooperationen mit den entsprechenden Fachabteilungen sowie den niedergelassenen Kolleginnen und Kollegen ein palliativ-medizinisches Therapieangebot spezifisch für Patienten mit kardialen, pulmonologischen und neurologischen Systemerkrankungen und begrenzter Lebensprognose.

Das Zentrum für Schmerztherapie und Palliativmedizin ist Mitglied im vom Ministerium für Wissenschaft, Forschung und Kunst des Landes Baden-Württemberg geförderten Kompetenzzentrum Palliative Care (KOMPACT).

## 2.3 Palliative Care Team SAPHiR

Patienten, die an einer nicht heilbaren, fortschreitenden und so weit fortgeschrittenen Erkrankung leiden, dass dadurch nach fachlicher Einschätzung des behandelnden Arztes die Lebenserwartung auf Tage, Wochen oder Monate gesunken ist, haben seit 2007 nach § 37b SGB V Anspruch auf spezialisierte ambulante Palliativversorgung (SAPV).

Das Akronym SAPHiR setzt sich aus den Lettern der Aufgabe und des Versorgungsgebiets „**S**pezialisierte **A**mbulante **P**alliativversorgung **H**eidelberg und **i**m **R**hein-Neckar-Kreis" zusammen.

Unter Federführung des Zentrums für Schmerztherapie und Palliativmedizin werden Patienten von Ärzten und Pflegefachkräften mit der Zusatzqualifikation Palliativmedizin bzw. Palliative Care und langjähriger Erfahrung in der Versorgung schwerstkranker Menschen betreut. Das Palliative Care Team setzt sich aus Mitarbeitern verschiedener Abteilungen und Standorte zusammen:

Fachpflegekräfte für Palliative Care aus der Tagesklinik des NCT, dem Brückenpflegeteam des Universitätsklinikums und der Thoraxklinik Heidelberg

- **Ärzte mit der Zusatzbezeichnung Palliativmedizin des Zentrums für Schmerztherapie und Palliativmedizin** (s. https://www.klinikum.uni-heidelberg.de/Schmerztherapie-und-Palliativmedizin.503.0.html)
- **Ärzte mit der Zusatzbezeichnung Palliativmedizin der Thoraxklinik Heidelberg** (s. http://www.thoraxklinik-heidelberg.de/index.php?id=5)
- **Koordination durch Fachpflegekräfte für Palliative Care** (s. https://www.klinikum.uni-heidelberg.de/Kontakt.138612.0.html)

# Was für Schmerzen habe ich eigentlich?

*Joachim Kirsch*

© Springer-Verlag GmbH Deutschland 2018
J. Kirsch (Hrsg.), *Schmerz, lass' nach!*, WissenKompakt Medizin,
https://doi.org/10.1007/978-3-662-55358-9_3

Im vorangehenden Kapitel haben wir zweierlei erfahren: a) dass es sich bei Schmerzen um unangenehme Sinnes- oder Gefühlserlebnisse, also um ein sehr subjektives Geschehen handelt, für dessen Be- und Verarbeitung unser Gehirn zuständig ist. b) Die Ursache dieser subjektiven Empfindung ist entweder eine tatsächliche Schädigung von Geweben des Körpers, oder ein Vorgang, der zumindest das Potenzial hat, zu einer Gewebeschädigung zu führen.

Demnach ist eine, wenn nicht die wichtigste Funktion von Schmerzen, die Warnung vor einer drohenden oder bereits manifesten Schädigung – eine für das Überleben eines Organismus absolut notwendige Funktion. Zweifelsohne stellt die Beseitigung der Ursachen von Schmerzen den "Königsweg" der Schmerzbekämpfung dar. Leider ist dies bei vielen Schmerzarten, z. B. bei Rücken- oder Tumorschmerzen, nicht zuverlässig möglich. Wenn eine solche **kausale Behandlung** nicht möglich sein sollte, ist zunächst eine genaue **Schmerzanamnese** erforderlich, mit dem Ziel, die Schmerzen möglichst genau zu charakterisieren (▶ Kap. 7.2). Vor der Therapie von Schmerzen müssen daher die sorgfältige **Differentialdiagnose** der möglichen Ursachen von Schmerzen und eine möglichst präzise Analyse von **Schmerzcharakter und -intensität** stehen.

## 3.1    Einteilung von Schmerzen

Es gibt verschiedene Möglichkeiten, Schmerzen zu klassifizieren, von denen zwei hier vorgestellt werden sollen: eine konzentriert sich auf die Lokalisation von Schmerzen im Körper, die andere berücksichtigt die möglichen Ursachen.

### 3.1.1    Einteilung nach Lokalisation

Diese grobe Einteilung unterscheidet Schmerzen nach dem Ort ihrer Entstehung bzw. dem Ort, an dem Schmerzen wahrgenommen werden.

### Somatische Schmerzen

Von **somatischen Schmerzen** spricht man, wenn die Schmerzen nicht von den inneren Organen (Eingeweiden) ausgehen, sondern von weiter außen liegenden Körperteilen. Man differenziert hier **Oberflächenschmerz**, der in der Regel durch eine Verletzung der Haut entsteht (Schnitt/Stich, Quetschung, Verbrennung) vom **Tiefenschmerz**, dessen Ursprung im Bindegewebe, den Muskeln, Knochen oder Gelenken liegt. Typische Tiefenschmerzen sind z. B. ein Muskelkrampf oder Kopfschmerzen, die von einer Reizung der Hirnhäute und/oder deren Blutgefäßen ausgehen. Das Gehirn selbst ist schmerzunempfindlich.

Beim **Oberflächenschmerz** kann meist ein akuter, gut lokalisierbarer 1. Schmerz von einem mit etwas Verzögerung wahrgenommenen, nicht so starken und nur diffus lokalisierbaren 2. Schmerz unterschieden werden. Die Ursache für diese Aufspaltung liegt in der unterschiedlichen Myelinisierung (Isolierung) und neuronalen Verschaltung von Bahnen, über die nozizeptive Impulse zum Zentralnervensystem (ZNS) geleitet und dort verarbeitet werden (▶ Kap. 5).

### Eingeweideschmerzen (viszerale Schmerzen)

Dem somatischen Schmerz steht der **Eingeweideschmerz** (viszeraler Schmerz) gegenüber. Betroffen sind hier die inneren Organe bzw. die Körperhöhlen (Brustkorb, Bauchhöhle), in denen sich diese Organe befinden. Gallen- oder Nierenkolik, Magengeschwür oder Blinddarmentzündung sind Beispiele für viszerale Schmerzen.

## Neuropathische Schmerzen

Diese Schmerzart stellt eine Sonderform dar. **Neuropathische Schmerzen** entstehen, wenn Strukturen des Schmerz registrierenden (nozizeptiven) Systems selbst geschädigt wurden. Jeder hat schon einmal den heftigen einschießenden Schmerz im Arm gespürt, wenn man sich den „Musikantenknochen" gestoßen hat: eine Stelle an der Innenseite des Ellenbogens, an der ein Nerv (der N. ulnaris) sehr nahe an der Oberfläche direkt der Knochenhaut aufliegt.

Ein anderes, relativ häufig vorkommendes Beispiel für (peripher) neuropathischen Schmerz ist auch das Karpaltunnelsyndrom. Die betroffenen Patienten klagen über Parästhesien (Kribbeln, „Einschlafen", Taubheitsgefühl, Wärme- oder Kälteempfindungen) in einer oder beiden Händen, ohne dass ein entsprechender äußerlicher Grund hierfür ausgemacht werden kann. Ursache ist die Kompression eines Nerven (N. medianus), der einen Großteil der Handfläche sensibel innerviert, im sogenannten „Karpaltunnel", einer Engstelle zwischen Unterarm und Handfläche. Die Wände dieser Engstelle werden von den Handwurzelknochen und einem breiten, straffen Band, dem Retinaculum flexorum, gebildet. Die meist nachts auftretenden Missempfindungen kommen dadurch zu Stande, dass der Nerv in seinem Verlauf durch den Karpaltunnel komprimiert wird.

Neuropathische Schmerzen können auch durch Schädigungen von Strukturen des Zentralnervensystems verursacht werden. Bei einem Bandscheibenvorfall werden z. B. meist die Hinterwurzeln des Rückenmarks (▶ Kap. 5) komprimiert, über die sensible und auch nozizeptive Reize in das Rückenmark gelangen. Dies führt dann zu einschießenden Schmerzen („Hexenschuss") in einem oder beiden Beinen, „wie bei einem elektrischen Schlag".

Besonders schwer wirkt sich eine Schädigung des Zwischenhirns (Thalamus) aus, das als Relaisstation für afferente Signale aus der Körperperipherie, darunter auch nozizeptive Erregungen (▶ Kap. 5), fungiert. Eine Schädigung des Thalamus kann zu kaum erträglichen, starken, einschießenden, bohrenden oder reißenden Schmerzen führen, die nicht oder kaum lokalisierbar sind („der ganze Patient tut weh"). Zum Glück ist eine solche Schädigung nicht allzu häufig. Sie entsteht meist durch den Verschluss eines Blutgefäßes, das diesen Teil des Gehirnes mit Blut versorgt (Thalamusinfarkt) (◻ Tab. 3.1).

◻ **Tab. 3.1** Einteilung von Schmerzen nach Lokalisation

| Schmerzart | Ausgangsort | Beispiel |
|---|---|---|
| *Somatischer Schmerz* Oberflächenschmerz Tiefenschmerz | Haut Bindegewebe, Muskeln, Knochen, Gelenke | Schnitt, Stich, Quetschung Muskelkrampf, Kopfschmerz |
| *Eingeweideschmerz* | Innere Organe, Körperhöhlen | Gallenkolik Blinddarmentzündung Magengeschwür |
| *Neuropathischer Schmerz* | Nerv, Hinterwurzel, ZNS | „Hexenschuss", Karpaltunnelsyndrom, Thalamusschmerz |

## 3.1.2  Funktionelle Klassifizierung von Schmerzen

Eine Einteilung von Schmerzformen, bei der die physikalischen und molekularen Mechanismen ihrer Entstehung berücksichtigt werden, unterscheidet nozizeptive und Entzündungsschmerzen.

### Nozizeptiver Schmerz

Nozizeptiver Schmerz wird durch die Aktivierung von Sensorproteinen (▶ Kap. 5) ausgelöst. Diese Sensorproteine reagieren auf physikalische und/oder chemische (potenziell) schädigende Reize (Noxen). Es gibt Sensorproteine, die auf hohe oder niedrige Temperaturen ansprechen, andere sprechen auf mechanische oder chemische Reize an(▶ Abschn. 5.3, ◪ Abb. 5.5). Dabei sprechen die Sensorproteine meist sehr selektiv und spezifisch auf die entsprechenden Reize an: ein Sensorprotein reagiert z. B. auf Hitzereize, nicht aber auf Kälte usw. Interessanterweise reagieren Sensorproteine für „Hitze" aber auch auf Moleküle, die den Sinneseindruck „scharf" (englisch „hot") vermitteln. Der Sinneseindruck „scharf" wird zum großen Teil durch das Alkaloid Capsaicin ausgelöst, das in Pepperoni und Jalapeno-Pfeffer, aber (neben Arnika- und Belladonna-Extrakten) auch als „C-Komponente" im bekannten ABC-Pflaster* enthalten ist. Capsaicin stimuliert demnach weitgehend die gleichen Sensorproteine wie Wärme aus einer Infrarotlampe oder Wärmeflasche. Capsaicin-Rezeptoren, richtigerweise TRPV1-Rezeptorkanäle genannt, sitzen zusammen mit anderen Sensorproteinen (◪ Abb. 3.1) in der Zellmembran sogenannter „freier" oder „nozizeptiver" Nervenendigungen (**Nozizeptoren**).

### Entzündungsschmerz

Der meist lästige und lang anhaltende **Entzündungsschmerz** kommt dadurch zu Stande, dass Zellen der körpereigenen Abwehr (z. B. Leukozyten, Mast-Zellen, Makrophagen), in Gebiete oder Organe einwandern, in denen eine Schädigung oder Infektion zu einer Entzündung geführt hat. Dort setzen die Zellen der körpereigenen Abwehr geringe Mengen sogenannter **Entzündungsmediatoren** wie Prostaglandine, Histamin, oder Bradykinin etc. frei. Diese Entzündungsmediatoren

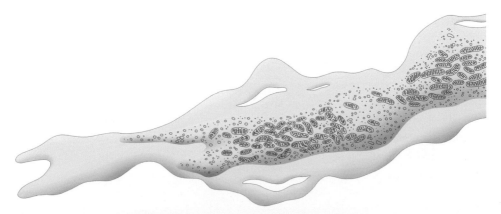

◪ **Abb. 3.1    Schematische Rekonstruktion einer freien Nervenendigung.** Im elektronenmikroskopischen Bild sind freie Nervenendigungen ohne nennenswerte morphologische Eigenschaften. Das Zytoplasma läuft in dünnen, Membran umschlossenen Lamellen (Lamellipodien) aus. Dort wo die dünne Struktur etwas dicker wird, befinden sich Vesikel, Mitochondrien und einzelne Elemente des Zytoskeletts

◨ **Tab. 3.2** Funktionelle Einteilung von Schmerzen

| Schmerzart | Reize (Beispiele) | Beispiel |
|---|---|---|
| Nozizeptiver Schmerz | Wärme, Kälte, Säure, Capsaicin | Schnitt, Quetschung, Verbrennung, Erfrierung, akute Verätzung |
| Entzündungsschmerz | Bakterielle, virale oder aseptische Entzündungen | Bakterielle Hauterkrankungen (Erysipel), Hirnhautentzündung (Meningitis), rheumatoide Arthritis, Arthrose, |

erregen dann wiederum entsprechende Sensorproteine an **Nozizeptoren**. Ein nachgeschalteter Signalweg führt dann zu einer Sensibilisierung z. B. des TRPV1-Rezeptors (▶ Kap. 5). Selbst eine geringfügige Erregung dieser Sensorproteine durch einen adäquaten Reiz führt nach Sensibilisierung zu einer starken Erregung des entsprechenden Nozizeptors. Wenn z. B. ein Nagelbett entzündet ist, schmerzt die gesamte Finger- oder Zehenkuppe bei der geringsten Berührung.

Bei der „Entsendung" von Abwehrzellen in eine mutmaßlich oder tatsächlich von einem Erreger befallene Körperregion handelt es sich vordergründig um eine sinnvolle Maßnahme des Körpers. Wenn sich aber herausstellt, dass keine Erreger vorhanden sind, die bekämpft werden müssen, gilt es die destruktive Wirkung der Abwehrzellen einzudämmen. Dies bezieht sich sowohl auf die Schmerzen, die durch die Entzündungsmediatoren verursacht werden, als auch auf den entzündungsbedingten Umbau des betroffenen Gewebes (◨ Tab. 3.2).

# Von Nerven und Nervenzellen

*Joachim Kirsch*

© Springer-Verlag GmbH Deutschland 2018
J. Kirsch (Hrsg.), *Schmerz, lass' nach!*, WissenKompakt Medizin,
https://doi.org/10.1007/978-3-662-55358-9_4

Bevor wir in die Einzelheiten der Schmerzwahrnehmung einsteigen, empfiehlt es sich, einige Begriffe im Zusammenhang mit Nervensystem, Nervenzellen und Nerven zu klären.

Zum **Zentralnervensystem** werden das **Gehirn** und das **Rückenmark** gerechnet. Beide bestehen aus **grauer** und **weißer Substanz**. Die graue Substanz wird von den **Zellkörpern** (Somata) der **Nervenzellen** (Neurone) gebildet, die eingebettet sind in **Gliazellen**. Eine deutsche Bezeichnung für Glia lautet „Nervenkitt", denn in konventionellen histologischen Färbungen erscheint die Glia als mehr oder weniger amorphe Masse, wie Kitt, in der lediglich die Zellkerne farblich herausgehoben werden.

Die Oberfläche des **Großhirns** besteht aus grauer Substanz, dem **Kortex**. Es gibt aber auch zahlreiche größere und kleinere **Kerne** (Nuclei) oder **Kerngebiete** im Innern. In der grauen Substanz liegen überwiegend die Somata von Nervenzellen. An den Kortex schließt sich nach innen das sogenannte **Marklager** aus weißer Substanz an. Es besteht aus den Axonen von Nervenzellen und den sie umgebenden Myelinscheiden (siehe unten), die im Zentralnervensystem von sogenannten **Oligodendrozyten** gebildet werden. Im Rückenmark liegt die graue Substanz schmetterlingsförmig im Innern. Man unterscheidet **Vorder-, Seiten-** und **Hinterhörner** und in diesen wiederum verschiedene Schichten oder Nuclei. Die schmetterlingsförmige graue Substanz ist umgeben von **Strängen** weißer Substanz (▶ Kap. 6).

## 4.1    Nervenzellen – vielgestaltige Kommunikationsspezialisten

Eine **Nervenzelle** (Neuron) hat drei in morphologischer und funktioneller Hinsicht höchst unterschiedliche Teile: den **Zellkörper** (Synonyme: Soma oder Perikaryon) mit Zellkern, rauem endoplasmatischen Reticulum, Golgi-Apparat, Mitochondrien und prinzipiell der kompletten Standardausstattung an Zellorganellen. Das Soma ist für die biologische Einheit „Nervenzelle" die Schaltzentrale. Vom Soma gehen zwei funktionell unterschiedliche Typen von Fortsätzen aus, die auch endoplasmatisches Reticulum, Mitochondrien und Vesikel enthalten können: die kurzen und vom Durchmesser her eher dicken (an der Basis ca. 20 μm, an ihrem Ende ca. 2 μm) Fortsätze werden **Dendriten** (von Griechisch δενδρον: Baum) genannt. Sie sind selten länger als 200 μm und oft stark verzweigt. Die Gesamtheit der Dendriten eines Neurons werden meist als „**Dendritenbaum**" bezeichnet (auch wenn dieser Ausdruck rein sprachlich unglücklich ist). Soma und Dendriten (das somatodendritische Zellkompartiment) bilden den Reize aufnehmenden Teil (die „Antennen") einer Nervenzelle. Der lange Fortsatz wird **Axon** (von Griechisch αξον: Achse) genannt. Von einer Nervenzelle geht nur ein Axon ab, das sich in der Peripherie allerdings weiter verzweigen kann (Bildung von Axonkollateralen). Sein Durchmesser ist wesentlich geringer (0,08–20 μm) als der von Dendriten, seine Länge kann jedoch erheblich sein, bei Motoneuronen des Rückenmarks über 1 m (!). Die Stelle am Soma, von der das Axon entspringt, wird **Axonhügel** genannt. In der Membran des Axonhügels befinden sich zahlreiche spannungsgesteuerte $Na^+$-Kanäle, die für die Entstehung eines **Aktionspotenzials** (▶ Kap. 5) verantwortlich sind. Das Axon ist damit der Reize generierende und weiterleitende Teil (der „Sender") einer Nervenzelle. Die verschiedenen erregenden und hemmenden elektrischen Signale, die über Dendriten (und Soma) aufgenommen werden, werden im Perikaryon integriert. Erreicht die Spannung über der Zellmembran einen bestimmten Schwellenwert (**Schwellenpotenzial**), öffnen sich die spannungsgesteuerten $Na^+$-Kanäle am Axonhügel und generieren somit im Axon ein Aktionspotenzial. Die zu Grunde liegenden Mechanismen werden in ▶ Kap. 5 genauer erklärt.

Wahrscheinlich hat jede Nervenzelle eine einzigartige Gestalt. Dennoch kann man verschiedene Typen von Nervenzellen unterscheiden: Die oben beschriebene Nervenzelle mit

■ **Abb. 4.1 Morphologie von Nervenzellen**. 1) unipolare, 2) bipolare, 3) multipolare, 4) pseudounipolare Nervenzelle. Weitere Erläuterungen im Text

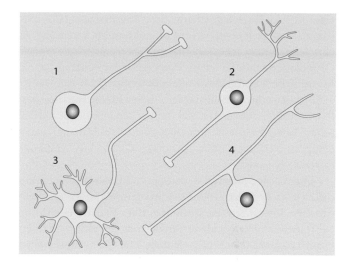

Dendritenbaum und Axon stellt den Prototyp einer **multipolaren Nervenzelle** dar. Die „Pole" werden dabei von den unterschiedlichen Fortsätzen, Dendriten und dem Axon, gebildet. Entsprechend hat ein **bipolares Neuron** jeweils nur einen Dendriten und ein Axon und eine **unipolare Nervenzelle** nur ein Axon und keine Dendriten. Eine Sonderform stellen die sogenannten **pseudounipolaren Nervenzellen** dar. Sie entstehen als bipolare Nervenzellen, im Laufe ihrer weiteren Entwicklung nähern sich die beiden Fortsätze einander so stark an, dass sie miteinander verschmelzen. Nach einer kurzen Wegstrecke kommt es dann zu einer T-förmigen Verzweigung des Fortsatzes. Pseudounipolare Zellen haben daher nur ein Axon, das sich in ein zur Körperperipherie gerichtetes peripheres und zum Zentralnervensystem ziehendes zentrales Axon aufzweigt. Das aus der Körperperipherie kommende Aktionspotenzial läuft also sozusagen „am Zellkörper vorbei" direkt in das zentrale Axon Richtung Zentralnervensystem (■ Abb. 4.1).

Pseudounipolare Zellen finden sich in sensorischen Ganglien wie z. B. den Spinalganglien oder dem Trigeminus-Ganglion. Als **Ganglion** bezeichnet man eine Ansammlung von Nervenzellkörpern außerhalb des Zentralnervensystems. Sie kommen nicht nur im sensorischen System sondern auch im vegetativen und enterischen Nervensystem vor, wo sie vitale Funktionen („Fight or flight" bzw. Darmmotorik) steuern.

## 4.2 Synapsen

Wie kommunizieren Nervenzellen miteinander? Aufgrund unzureichender histologischer Färbetechniken war bis gegen Ende des 19. Jahrhunderts unklar, wie das Zentralnervensystems Informationen prozessiert. Eine von Camillo **Golgi** (1843–1926) propagierte Theorie sah im Nervensystem ein Geflecht von ineinander übergehenden Zellen - ein sogenanntes Synzytium. Golgi hatte eine nach ihm benannte Methode der Silberimprägnation entwickelt, mit deren Hilfe die Morphologie einzelner Nervenzellen zum ersten Mal sichtbar gemacht werden konnte. Der spanische Anatom Santiago **Ramón y Cajal** (1852–1934; Nobelpreis 1906 zusammen mit Golgi) kam mit der von Golgi entwickelten Färbemethode, die er weiterentwickelte und perfektionierte, zu einem anderen Ergebnis. Er erkannte, dass es sich bei den Neuronen des Nervensystems um individuelle Zellen handelt, die an bestimmten Kontaktpunkten miteinander verbunden sind.

Der britische Physiologe Charles Scott **Sherrington** (1857–1952, Nobelpreis 1932) nannte diese (damals lediglich postulierten) Kontaktpunkte bereits im Jahre 1887 „**Synapsen**" (von Griechisch συν απτειν: aneinanderhaften). Sherrington legte mit seinen konzeptionellen Arbeiten die Grundlage für unser heutiges Verständnis der Funktion des Nervensystems. Es sollte aber noch bis zur Erfindung des Elektronenmikroskops (1931 von Max Knoll und Ernst Ruska; Nobelpreis 1986) dauern, bis man die Existenz dieser, für die Funktion des Zentralnervensystems essentiellen Strukturen zum ersten Mal nachweisen konnte. Genau genommen muss man von „chemischen" Synapsen sprechen, denn es gibt auch elektrische („gap-junctions") und immunologische („supramolekularer Adhäsionskomplex" zwischen Lymphozyten des körpereigenen Abwehrsystems) Synapsen.

**Chemische Synapsen** sind doppelte **Signalwandler**, denn sie konvertieren zunächst einmal das elektrische Signal eines Aktionspotenzials an Axonendigungen in die Freisetzung von chemischen Substanzen (**Neurotransmitter**). Erreicht ein Aktionspotenzial eine Axonendigung, führt die damit verbundene Umkehrung des elektrischen Potenzials (▶ Kap. 5) zur Öffnung spannungsabhängiger $Ca^{2+}$ - Kanäle. Der $Ca^{2+}$ - Einstrom wiederum führt zu einer Kaskade molekularer Interaktionen, an deren Ende die **Fusion** (Verschmelzung) von Neurotransmitter-enthaltenden Membranbläschen (Vesikel) mit der präsynaptischen Plasmamembran steht. Für die Aufklärung der diesem Vorgang zugrunde liegenden molekularen Mechanismen erhielten James Rothman, Randy Schekman und Thomas Südhoff im Jahr 2013 den Nobelpreis. Die freigesetzten Neurotransmitter-Moleküle diffundieren dann durch den **synaptischen Spalt** zur postsynaptischen Membran.

Dort treffen sie auf **Neurotransmitterrezeptoren**. Nach dem Schlüssel-Schloss-Prinzip können Neurotransmitter nur die ihnen entsprechenden Rezeptoren aktivieren (◘ Abb. 4.2).

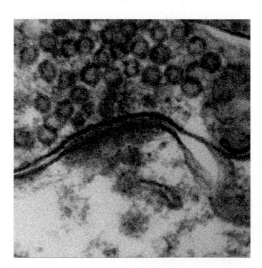

◘ **Abb. 4.2    Elektronenmikroskopische Darstellung einer Synapse im Rückenmark einer Ratte**: am oberen Bildrand sind die (*kugelförmigen*) synaptischen Vesikel in der Axonendigung der präsynaptischen Nervenzelle zu sehen. Bei Depolarisation der präsynaptischen Plasmamembran kommt es zur Verschmelzung dieser Vesikel mit der präsynaptischen Plasmamembran, wodurch der in den Vesikeln enthaltene Neurotransmitter in den synaptischen Spalt freigesetzt wird. Die Transmittermoleküle diffundieren Richtung Membran der postsynaptischen Nervenzelle, wo sie auf die passenden Neurotransmitterrezeptoren treffen. Die Art der postsynaptische Rezeptoren (genau genommen deren Leitfähigkeit für geladene Teilchen [Ionen]) bestimmt, ob die synaptische Übertragung hemmend oder erregend wirkt

Die postsynaptischen **Neurotransmitterrezeptoren** können nach unterschiedlichen Kriterien eingeteilt werden. Bei vielen dieser Neurotransmitterrezeptoren handelt es sich um Liganden- (= Neurotransmitter) gesteuerte Ionenkanäle (Ionen = geladene Teilchen).

Sie werden auch als **ionotrope Neurotransmitterrezeptoren** bezeichnet. Nach Bindung von Neurotransmitter-Molekülen kommt es zu einer geringfügigen Konformationsänderung des Molekülkomplexes, durch die ein im Rezeptor eingebauter, selektiver Ionenkanal geöffnet wird. Selektiv bedeutet in diesem Zusammenhang, dass nur Ionen mit einer bestimmten Ladung und einem bestimmten Durchmesser den Kanal passieren können. Diese (ausgesuchten) Ionen folgen dann dem entsprechenden elektrochemischen Gradienten und fließen entweder in die Nervenzelle hinein oder aus ihr heraus (Details in Kapitel 5), wodurch das Potenzial (die elektrische Spannung zwischen „innen" und „außen") der postsynaptischen Nervenzelle im Sinne einer **Depolarisation** (erregend) oder **Hyperpolarisation** (hemmend) verändert wird (◘ Tab. 4.1).

**Metabotrope Neurotransmitterrezeptoren** (G-Protein-gekoppelte Rezeptoren) dagegen enthalten keinen Kanal für geladene Teilchen. Sie haben eine völlig andere Struktur (sieben Transmembrandomänen) als die Liganden-gesteuerten Ionenkanäle, werden aber weitgehend von den gleichen Neurotransmittern aktiviert wie auch die ionotropen Rezeptoren. Die Bindung von Neurotransmitter-Molekülen führt bei dieser Klasse von Rezeptoren dazu, dass genau definierte Enzymsysteme über sogenannte G-Proteine in der Nervenzelle aktiviert oder gehemmt werden. Diese Enzyme wiederum synthetisieren bzw. regulieren die Synthese einer zweiten Botensubstanz (**second messenger**; cyclisches Adenosin [cAMP], - bzw. Guanosinmonophosphat [cGMP], Diacylglycerin, ein Metabolit des Phosphatidylinositolphosphats u. a. m). Die „second messenger"-Moleküle aktivieren bzw. hemmen ihrerseits Kanäle in der Membran der Nervenzelle: sie wirken als „intrazelluläre Liganden" für diese Ionenkanäle. Metabotrope Neurotransmitterrezeptoren spielen z. B. bei der Detektion von Photonen (Licht) in den Stäbchen und Zapfen der Retina eine entscheidende Rolle, wo diese Mechanismen zum ersten Mal analysiert und verstanden wurden. Auch bei Nozizeptoren spielen „second messenger Systeme" eine wichtige Rolle (► Kap. 5).

Die Aktivierung postsynaptischer Neurotransmitterrezeptoren führt zur Ausbildung von **postsynaptischen Potenzialen**, die erregend oder hemmend sein können. Im somatodendritischen

◘ **Tab. 4.1** Wichtige Neurotransmitter, Wirkung und Lokalisation

| Neurotransmitter | Rezeptor | Wirkung | Lokalisation |
|---|---|---|---|
| Glutamat | AMPA-, NMDA- und Kainat-Rezeptoren | erregend | im gesamten ZNS |
| Acetylcholin | nikotinischer Acetylcholinrezeptor | erregend | neuromuskuläre Endplatte (Synapse zwischen Nerv und Muskel) oder zwischen Nervenzellen im Zentralnervensystem |
| Glyzin | Glyzinrezeptor | hemmend | Rückenmark und andere Regionen (z. B. Kleinhirn) des ZNS |
| γ-Aminobuttersäure (GABA) | $GABA_A$-Rezeptor | hemmend | überwiegend im Gehirn |

Kompartiment der postsynaptischen Zelle werden nun alle, erregende wie hemmende, Impulse summiert (integriert). Wenn ein bestimmtes **Schwellenpotenzial** überschritten wird, öffnen sich die spannungsabhängigen $Na^+$-Kanäle am Axonhügel. Die Nervenzelle generiert ein oder in der Regel mehrere **Aktionspotenziale**, die nur 1-2 ms (Millisekunden) andauern und im Axon weitergeleitet werden. Bei diesen Aktionspotenzialen handelt es sich um **stereotype Antworten**: egal, ob die ankommenden Impulse knapp oder deutlich über dem Schwellenwert liegen, das Aktionspotenzial sieht bei einer bestimmten Nervenzelle immer gleich aus. Die Information über die Stärke der eingegangenen Impulse wird also nicht über die Amplitude sondern über die **Frequenz** der Aktionspotenziale kodiert, also über die Häufigkeit mit der ein solches Aktionspotenzial pro Zeiteinheit wiederholt wird.

**Nerven** (in der Peripherie des Körpers) enthalten selbst keine Nervenzellen sondern lediglich deren Axone. Sie sind von einer mehr oder weniger dicken Isolierschicht aus **Myelin** umgeben, das von **Schwann-Zellen** gebildet wird. Die Schwann-Zellen wickeln sich hierzu um das Axon herum. Bei gut myelinisierten Nerven ist diese Myelinscheide dick und die Schwann-Zellen regelmäßig angeordnet. Wo zwei Schwann-Zellen aneinander stoßen, liegt das Axon eine kleine Strecke frei. Diese Stelle nennt man **Ranvier-Schnürring** (englisch: node of Ranvier). Sie ist für die Fortleitung eines Aktionspotenzials im Nerven bei der **saltatorischen Erregungsleitung** von besonderer Bedeutung. Kollagenes Bindegewebe (Perineurium) fasst Bündel solcher mehr oder weniger stark myelinisierten Nervenfasern zu einem peripheren Nerven zusammen und sorgt für seinen „Einbau" in das umgebende Gewebe. Details zur Bildung von Nerven, die vom Rückenmark ausgehen (Spinalnerven) finden Sie in ▶ Kap. 6.

# „Schmerznerven" – wie aus Schädigungen von Körpergewebe Schmerzen werden

*Andreas Draguhn, Oliver Kann*

© Springer-Verlag GmbH Deutschland 2018
J. Kirsch (Hrsg.), *Schmerz, lass' nach!*, WissenKompakt Medizin,
https://doi.org/10.1007/978-3-662-55358-9_5

## 5.1    Schmerz ist einer unserer Sinne

Menschen und Tiere haben spezielle Warnsysteme, die Signale an das **zentrale Nervensystem** senden, um vor Schädigungen der verschiedenen Gewebe des Körpers, wie beispielsweise Haut oder Muskel, zu schützen (◘ Abb. 5.1). Im zentralen Nervensystem werden dann Reaktionen eingeleitet, die von schnellen **Schutzreflexen** (z.B. das Wegziehen des verbrannten Fußes) bis zu **komplexen Lernvorgängen** (z.B. die Umstellung von gelenkbelastendem Tennis auf gelenkschonendes Schwimmen) reichen. Ausgangspunkt ist in aller Regel eine **reale oder drohende Schädigung** von Körpergewebe durch scharfe Gegenstände, übermäßigen Druck, starke Hitze oder Kälte oder Kontakt zu schädlichen Substanzen. Wie erreichen solche mechanischen, thermischen oder chemischen Reize unser zentrales Nervensystem? Was sind eigentlich die Signale, die aus den verschiedenen Geweben an das Gehirn geschickt werden?

Diese grundlegende Frage kann für jedes Sinnesorgan gestellt werden, also auch für den Schall, der über das Ohr aufgenommen und in die Wahrnehmung von Musik „übersetzt" wird, oder für das Licht und das Auge. Schmerz ist ein typischer **Sinn**, so wie Hören und Sehen. Klassisch wurden zunächst fünf Sinne unterschieden, nämlich Sehen, Hören, Riechen, Schmecken und Fühlen (und damit auch die Schmerzempfindung). Diese lassen sich jedoch noch um den Gleichgewichtssinn und die Verarbeitung innerer Reize, wie beispielsweise der Gelenkstellung, erweitern. Die elementaren Vorgänge der Übersetzung von äußeren und inneren Reizen in Wahrnehmungen ähneln sich bei allen **Modalitäten**, so dass sich ein kurzer Ausflug in die **allgemeine Neuro- und Sinnesphysiologie** lohnt.

## 5.2    Allgemeine Neuro- und Sinnesphysiologie

Generell arbeitet unser Nervensystem mit **elektrischen Signalen** in Form kurzer Spannungsänderungen an der Zellmembran einer Nervenzelle, die deren Aktivierung anzeigen (siehe Kapitel 4). Dies wird dadurch möglich, dass alle Zellen des Körpers negativ geladen sind, d. h. zwischen

◘ **Abb. 5.1**    Modifizierte Illustration zu schmerzhafter Sinneswahrnehmung und Muskelbewegung aus dem Werk l'Homme (De homine) von René Descartes (Paris, 1664; Bibliothek der Alten Medizinischen Fakultät zu Paris). Schematische Darstellung der Schmerzleitung ins Gehirn (*rot*)

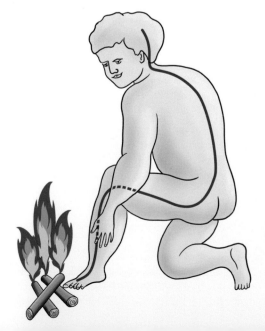

dem Zellinneren und der Zellumgebung – dem extrazellulären Raum – besteht eine elektrische Spannung von etwa 1/10 bis 1/20 Volt (typischerweise liegt das „Ruhepotenzial" einer Zelle bei ungefähr –60 bis –70 mV). Anders als in der Elektrotechnik ist die Grundlage dieser bioelektrischen Potenziale aber nicht der Strom von Elektronen, sondern von **geladenen Salzteilchen** wie Natrium (als $Na^+$ positiv geladen) oder Chlorid (als $Cl^-$ negativ geladen). Diese sogenannten Ionen werden durch spezialisierte Proteine, die in die Zellmembran eingelagert sind, gezielt nach innen oder nach außen bewegt, so dass in der Summe ein negativer Ladungsüberschuss im Zellinneren entsteht. Diese Membranproteine können kleine "Tunnel" sein (**Ionenkanäle**) oder bewegliche Moleküle, die die Ionen binden und anschließend durch die Membran schleusen (**Transporter oder Ionenpumpen**). Wird nun eine Nervenzelle ausreichend stark erregt, öffnen sich blitzartig Ionenkanäle, durch die positive Ladungsträger (überwiegend $Na^+$) in die Zelle strömen und dieses negative Potenzial auslöschen, ja sogar zu leicht positiven Werten bringen (◻ Abb. 5.2). Dieser Zustand dauert nur ca. eine tausendstel Sekunde an, bevor durch Öffnung anderer Ionenkanäle umgekehrte Ströme entstehen und das negative Potenzial wieder hergestellt wird. Diese kurze Spannungsänderung heißt „**Aktionspotenzial**" und entspricht generell dem aktivierten Zustand einer Nervenzelle.

Aktionspotenziale können in einem speziellen Ausläufer der Nervenzellen, dem sogenannten Axon ("Nervenfasern"), über lange Strecken schnell fortgeleitet werden. Beim Menschen liegt die Nervenleitgeschwindigkeit der "Schmerzfasern" oder "**Schmerznerven**", die aus den Körpergeweben zum Rückenmark ziehen, bei ca. 0.5 bis 20 Meter pro Sekunde (siehe C- und Aδ-Fasern). Am Ende der Nervenfasern befinden sich **chemische Synapsen**, die Verbindungen zu anderen Nervenzellen herstellen (◻ Abb. 5.3). Hier führt das Aktionspotenzial zur Ausschüttung von Botenstoffen, den **Neurotransmittern**, die sich dann über eine kurze Strecke im extrazellulären Raum, dem sogenannten synaptischen Spalt, ausbreiten, um die nachfolgende „postsynaptische" Nervenzelle zu erregen (**synaptische Übertragung**). Dort

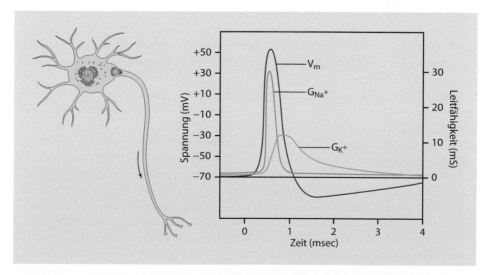

◻ **Abb. 5.2**   Das Aktionspotenzial einer Nervenzelle ist Ausdruck von Änderungen der elektrischen Spannung (*rote Kurve, linke y-Achse*) an der Zellmembran. Die Spannungsänderungen kommen hauptsächlich durch einen Einstrom von $Na^+$-Ionen (Zunahme der Leitfähigkeit, $GNa^+$, *blaue Kurve, rechte y-Achse*) gefolgt von einem Ausstrom von $K^+$-Ionen (Zunahme der Leitfähigkeit, $GK^+$, *grüne Kurve, rechte y-Achse*) über die Zellmembran zustande. Das Aktionspotenzial gelangt entlang des Axons zu den präsynaptischen Endigungen

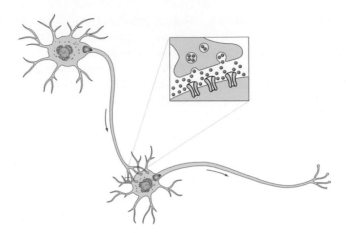

◻ **Abb. 5.3**    Synaptische Übertragung. Eine Nervenzelle (*Neuron A, links*) empfängt Signale an ihren Dendriten, die sogenannten exzitatorischen (erregenden) bzw. inhibitorischen (hemmenden) postsynaptischen Potenziale. Diese Potenziale werden zum Zellkörper abgeschwächt fortgeleitet und summiert. Ab einem bestimmten Schwellenwert (Membranpotenzial von ca. -55 mV) wird am Axonhügel (*rot*) ein Aktionspotenzial durch spannungsgesteuerte Na+-Kanäle ausgelöst, das entlang des Axons zu den präsynaptischen Endigungen gelangt (*vergrößerter Ausschnitt oben rechts*). Dort bewirkt es die Freisetzung von Neurotransmittern (*rote Kugeln*), die über den synaptischen Spalt zur postsynaptischen Membran (Dendriten bzw. Zellkörper der nachgeschalteten Nervenzelle) diffundieren. Die Neurotransmitter aktivieren dort spezifische Rezeptoren (*Ionenkanäle, grau*) und lösen damit postsynaptische Potenziale aus. Die genannten Vorgänge wiederholen sich jetzt in der nachgeschalteten Nervenzelle (*Neuron B, rechts*)

binden die Botenstoffe an spezialisierte Erkennungsproteine, die sogenannten **Neurotransmitterrezeptoren**, und geben somit das Signal weiter. Meistens sind diese Rezeptoren auch Ionenkanäle, die Ionenströme und somit Potenzialänderungen der Zellmembran auslösen. So gelangt die Information von einer peripheren sensorischen Nervenzelle (Sinneszelle) zu den Nervenzellen des Rückenmarks und über einige Zwischenstationen in die verschiedenen Bereiche des Gehirns.

Bleibt noch zu erklären, wie denn überhaupt das elektrische Signal entsteht, wenn ganz andere physikalische Reize wie Druck oder Hitze auf eine Körperstelle einwirken? Dieser Vorgang wird **Transduktion** genannt und ist die Funktion spezialisierter Sinneszellen (Sensoren). Eine Sinneszelle des Gehörs, des Auges oder des Tastsinns unterscheidet sich von anderen Sinneszellen gerade dadurch, welches spezielle Signal bei ihr zu einer Spannungsänderung führt. Genau darum tut Hören eben nicht weh und erzeugt Sehen keine Geräusche. Die spezielle Empfindlichkeit von Sinneszellen beruht im Kern darauf, dass sie (und nur sie) hochspezialisierte Rezeptoren ausbilden. Diese werden ausschließlich durch den jeweils **adäquaten Reiz** aktiviert, und zwar so, dass sie eine Spannungsänderung an der Zellmembran der Sinneszelle auslösen, das sogenannte Rezeptorpotenzial. Oft sind diese Rezeptoren selbst Ionenkanäle, die sich durch den Sinnesreiz öffnen und einen Strom geladener Teilchen in die Zelle ermöglichen. Diese an den Endigungen der Sinneszellen entstehenden **Rezeptorpotenziale** (analoge Signale) werden am peripheren Axon in eine Serie von **Aktionspotenzialen** (digitale Signale) umgewandelt, die sich zum Rückenmark ausbreiten. Dies geschieht durch Öffnung spannungsgesteuerter Na$^+$-Kanäle – pharmakologisch nutzt man das aus, indem man durch **Lokalanästhetika** genau diese Kanäle vorübergehend blockiert (▶ Kap. 7.2).

## 5.3 Nozizeptive Nervenendigungen

Zur Wahrnehmung von Schmerzen benötigt der Körper spezielle sensorische Nervenfasern, die oft als „**Schmerznerven**" bezeichnet werden. Wissenschaftlich sprechen wir von **Nozizeptoren**, unter anderem deshalb, weil „Schmerz" ein komplexes **subjektives Erleben** ist, das weit über die neuronalen Vorgänge in den Körpergeweben hinausgeht. Es tut eben eigentlich nicht im Zeh weh, sondern der Schmerz entsteht, kurz gesagt, im Kopf, d.h. in spezialisierten Regionen des Gehirns (▶ Kap. 6). Nozizeptoren sind also Nervenfasern, die in allen schmerzempfindlichen Organen vorkommen, z. B. in der Haut, den Muskeln und Gelenken, den inneren Organen und den Hirnhäuten (aber nicht im Gehirn selbst, das deshalb schmerzunempfindlich ist). Unter dem Mikroskop sehen Nozizeptoren ganz unspektakulär aus und werden wegen ihrer fehlenden morphologischen Spezialisierung als „freie Nervenendigungen" bezeichnet (▶ Kap. 3).

Ihre Besonderheit liegt eben nicht in ihrer Form, sondern in den speziellen Erkennungsstrukturen, die in oder an ihrer Zellmembran eingelagert sind. Nozizeptoren tragen eine ganze Vielfalt von Rezeptoren, die Reaktionen auf genau diejenigen mechanischen, thermischen oder chemischen Reize vermitteln, die Schmerzen auslösen können (◘ Abb. 5.4).

Dabei handelt es sich entweder um **ionotrope** (Ionenkanäle) oder **metabotrope** Rezeptoren, die Signalketten („**second messenger**" Kaskaden) in der nozizeptiven Nervenendigung in Gang setzen können, welche letztlich wieder über Öffnung von Ionenkanälen Potenzialänderungen

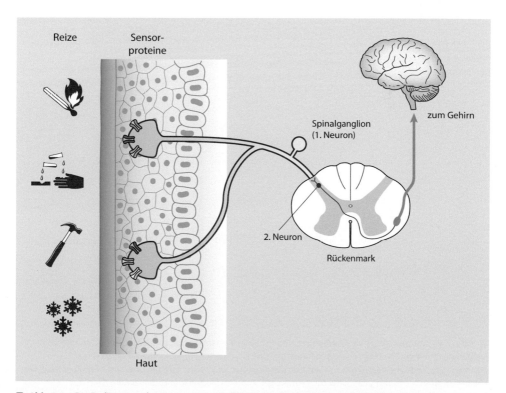

◘ **Abb. 5.4** Die Endigungen der Nozizeptoren (*1. Neuron, orange*) besitzen eine Vielzahl von Rezeptoren (*Ionenkanäle, farbig*), die auf mechanische, chemische und thermische Reize (*Symbole links*) reagieren können. Bei Aktivierung der Rezeptoren entstehen am Axon des 1. Neurons Aktionspotenziale ◘ Abb. 5.2). Diese Information gelangt über Synapsen und nachgeschaltete Nervenzellen (2. Neuron etc.) zum Gehirn (▶ Kap. 6)

bewirken oder andere Rezeptoren funktionell modifizieren. Solche Rezeptoren können neben Druck, Hitze und Kälte auch chemische Substanzen "erkennen". Dazu zählen Substanzen, die von **verletzten Zellen** des betroffenen Körpergewebes und von **Abwehrzellen** wie den Makrophagen freigesetzt werden, beispielsweise Kalium, der universelle zelluläre Energieträger Adenosintriphosphat (ATP), Protonen sowie die Botenstoffe Bradykinin, Histamin oder Prostaglandine. In ◘ Abb. 5.5 sind drei wichtige Beispiele solcher Rezeptoren illustriert, die zur Aktivierung bzw. **Sensitivierung** von Nozizeptoren führen. Hervorzuheben ist der Botenstoff **Prostaglandin E2**, zu dessen Bildung das Enzym **Cyclooxigenase** (**COX**) benötigt wird. Dieses Enzym lässt sich pharmakologisch hemmen – dies ist eines der wichtigsten Prinzipien der medikamentösen Schmerztherapie (▶ Kap. 8).

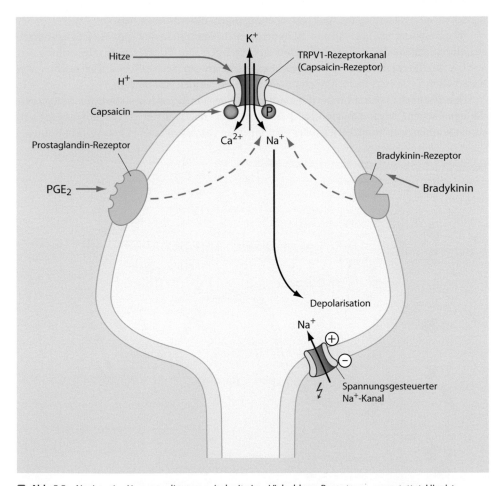

◘ **Abb. 5.5**    Nozizeptive Nervenendigungen sind mit einer Vielzahl von Rezeptoren ausgestattet. Hier ist exemplarisch nur ein Typ (TRPV1-Rezeptorkanal) gezeigt. Die Aktivierung dieser Kanäle durch Hitze, Protonen (H⁺, niedriger pH-Wert) oder Capsaicin (Alkaloid aus verschiedenen Paprika-Arten) bewirkt netto einen Einstrom von Kationen ($Na^+$, $Ca^{2+}$), der über ein Rezeptorpotenzial das Aktionspotenzial am Axon des Nozizeptors (1. Neuron) auslöst. Diese Vorgänge sind den in ◘ Abb. 5.3. geschilderten sehr ähnlich. Die Rezeptoren können in ihrer Funktion zum Beispiel durch Botenstoffe wie Bradykinin und Prostaglandin E2 (PGE2), die im Rahmen einer Entzündung im Gewebe vorkommen, durch Phosphorylierung (P) verändert werden (*gestrichelte grüne Pfeile*). Dies ist eine wichtige Grundlage für die Entstehung erhöhter Schmerzempfindlichkeit (Sensitivierung)

## 5.4 Besonderheiten des nozizeptiven Systems

Wenn nun die Potenzialänderung an einem Nozizeptor einen bestimmten Schwellenwert übersteigt, entstehen **Aktionspotenziale**. Auch hier kommt den schnellen spannungsgesteuerten $Na^+$-Kanälen eine besondere Rolle zu, insbesondere im Hinblick auf die Pharmakologie, da diese mit Lokalanästhetika blockiert werden können (▸ Kap. 8). Die Signale gelangen über die langen Fortsätze der nozizeptiven Neurone zum Rückenmark, von dort über so genannte **Projektionsneurone** zu einer zentralen Schaltzentrale, dem **Thalamus**, und weiter zu verschiedenen **spezialisierten Regionen** des Gehirns (▸ Kap. 6). In diesen Regionen finden die Prozesse statt, die letztlich die bewusste Wahrnehmung des Schmerzes, seine Bewertung und angemessene Reaktionen ermöglichen.

Lang anhaltende oder besonders starke Aktivierungen der Nozizeptoren verursachen viele und hochfrequente Aktionspotenziale, geringe Aktivierungen lösen entsprechend weniger Impulse aus. Die Anzahl und Frequenz der Aktionspotenziale entscheidet wiederum über die Stärke der Aktivierung postsynaptischer Zellen im Rückenmark und gibt damit Informationen über die Stärke der drohenden Gewebeschädigung weiter. Wie stark wir subjektiv den entsprechenden Schmerz empfinden ist allerdings eine kompliziertere Frage – hier spielen zahlreiche zentralnervöse Mechanismen eine Rolle, angefangen mit der **Regulation der neuronalen Erregung** durch hemmende Synapsen im Rückenmark bis hin zu **kognitiven** und **emotionalen Mechanismen** wie Angst, Erwartungshaltungen, Aufmerksamkeit usw. Dennoch lassen sich schon auf der Ebene der peripheren Nozizeptoren einige wichtige Phänomene beobachten, die für die Schmerzentstehung, das Schmerzerleben und für die Therapie von Schmerzen wichtig sind:

### 5.4.1 Schneller und langsamer Schmerz

Eine genaue Analyse der Nozizeptoren zeigt mindestens zwei verschiedene Fasertypen: relativ schnell leitende **Aδ-Fasern** und langsam leitende **C-Fasern**. Während die schnellen Aδ-Fasern Aktionspotenziale mit ca. 20 Metern pro Sekunde zum Rückenmark leiten, schaffen die C-Fasern nur 0,5 bis 1 Meter pro Sekunde. Das bedeutet, dass dieses Signal von der Großzehe bis zum Rückenmark ohne Weiteres zwei Sekunden brauchen kann. Wir alle kennen das Phänomen, dass nach einer akuten Verletzung (Anstoßen an einem Möbelstück, Nadelstich in den Finger) erst ein scharfer, gut definierter Schmerz eintritt und wenig später ein eher dumpfer und nur diffus lokalisierbarer Schmerz. Die verschiedenen Fasertypen sind die zelluläre Ursache dieser Abfolge von schnellem „ersten" und langsamem „zweiten" Schmerz. Hinzu kommt, dass die schnellen Aδ-Fasern vorwiegend auf mechanische Reize reagieren und die C-Fasern auf mechanische, thermische und chemische. Die C-Fasern können also potenziell auch noch für einige Zeit nach einer akuten mechanischen Verletzung auf chemische Substanzen reagieren, die von verletzten oder absterbenden Gewebezellen freigesetzt werden. Auch in den weiteren Abschnitten des nozizeptiven Systems bleiben die Neurone, die von Aδ- und C-Fasern erregt werden, weitgehend getrennt. Wie diese beiden Systeme zu unterschiedlichen **Qualitäten** der Schmerzwahrnehmung beitragen, wird in ▸ Kap. 6 erläutert.

### 5.4.2 Fehlende Adaptation

Wenn wir in einen Raum gehen, in dem es schlecht riecht, so nehmen wir den störenden Geruch nach wenigen Minuten (manchmal sogar nach Sekunden) kaum noch wahr. Dieses Phänomen findet sich bei fast allen Sinneswahrnehmungen und wird als **Adaptation** bezeichnet. Beim

Schmerz fehlt es fast vollständig – eine anhaltende Noxe ist nach Minuten, Stunden und Tagen (mindestens) genauso quälend wie im ersten Moment. Biologisch ist das sinnvoll, denn die Schonung verletzter Organe oder andere Schutzmaßnahmen sollen ja anhalten, solange die Schädigung besteht. In unserer Zeit mit ihren therapeutischen Möglichkeiten sehen wir den Sinn anhaltender Schmerzen aber oft nicht mehr ein – wenn der Termin beim Zahnarzt feststeht, könnte der Schmerz doch einfach aufhören! Davon konnte die Evolution allerdings nichts „wissen", so dass Schmerzen eben nach wie vor nicht adaptieren.

### 5.4.3  Sensitivierung

Jeder kennt die **erhöhte Schmerzempfindlichkeit** einer entzündeten Region, beispielsweise im Umfeld einer Nagelbettentzündung. Dieses oft ärgerliche Phänomen kommt durch **Botenstoffe** zustande, die von **Abwehrzellen** des Immunsystems freigesetzt werden und auf Nozizeptoren einwirken. Sie steigern dort letztlich die Empfindlichkeit der Ionenkanäle, so dass derselbe äußere Reiz nun eine stärkere Wirkung entfaltet. Wegen der starken Aufzweigungen der Nervenfasern kann diese Überempfindlichkeit auch die gar nicht entzündete Nachbarregion einer Läsion erfassen. Wichtige Botenstoffe, die bei der **Sensitivierung** eine Rolle spielen, sind Serotonin, Bradykinin, Prostaglandine und Interleukine, für die Nozizeptoren Rezeptoren besitzen. Schmerzen, die mit (begleitenden) Entzündungen im Gewebe einhergehen, zeigen eine deutliche Tendenz zur **Chronifizierung** (▶ Kap. 7.2).

### 5.4.4  Freisetzung von Botenstoffen

Die Nozizeptoren sind nicht nur Sensoren für schädigende Reize, sondern können auch aktiv eine Reihe von Substanzen freisetzen, die am Ort der Schädigung verschiedene Reaktionen auslösen. Hierzu gehören vor allem so genannte **Neuropeptide** wie Substanz P und Neurokinine. Bei starker Aktivierung von Nozizeptoren werden auf diese Weise Blutgefäße in der betroffenen Region erweitert, ihre Durchlässigkeit für Abwehrzellen erhöht und letztlich die Regeneration des Gewebes gefördert. Damit haben die Nozizeptoren großen Einfluss auf **Infektabwehr, Gewebeerhaltung** und Wundheilung. Umgekehrt kann es bei chronischen Schädigungen der Schmerzfasern zu einem Mangel an Neuropeptiden in bestimmten Körpergeweben und damit zu **Wundheilungsstörungen** kommen, z.B. bei Patienten mit Zuckerkrankheit (Diabetes mellitus).

### 5.4.5  Plastische Veränderungen

Über die genannte Sensitivierung hinaus kann es bei länger anhaltender Aktivierung der Nozizeptoren, z.B. bei chronischen Entzündungen oder schlecht ausheilenden Wunden, zu sogenannten **plastischen Veränderungen** kommen. Dabei werden in die Zellmembran des peripheren Nerven verstärkt Rezeptoren und Ionenkanäle eingebaut, die ihre **Erregbarkeit** dauerhaft steigern. Ebenso kann sich die **synaptische Übertragung** im zentralen Nervensystem verstärken. Auch hier kommt es zu Umbauprozessen, beispielsweise zu verstärktem Einbau von Neurotransmitterrezeptoren, die auf den erregenden Neurotransmitter Glutamat reagieren. Die funktionellen Konsequenzen sind verstärktes Auftreten von Aktionspotenzialen bzw. postsynaptischen Potenzialen und somit ein stärkerer Signalfluss zu den höheren Zentren des **Schmerznetzwerks**.

Diese plastischen Veränderungen spielen eine Rolle beim **chronischen Schmerz** und bei über-steigerten, krankhaften Schmerzzuständen aufgrund von Fehlfunktionen des Schmerzsystems selbst. Die molekularen und zellulären Zusammenhänge dieser Prozesse sind allerdings noch nicht ausreichend geklärt.

### 5.4.6 Ansatzpunkte für die Therapie

In ▶ Kap. 7.2 wird die pharmakologische und nicht-pharmakologische Therapie von Schmerzen genau besprochen. Hier soll aber schon darauf hingewiesen werden, welche Möglichkeiten sich aus den Eigenschaften der Nozizeptoren ergeben. Eine Gruppe von **Analgetika** (Schmerzmitteln) greift in den Mechanismus der **Sensitivierung** ein – sie verhindern die Bildung von **Prostaglandin E2**, das bei Entzündungsreaktionen entsteht und Nozizeptoren sensibilisiert. So wird gerade dort, wo die Schmerzempfindlichkeit pathologisch gesteigert ist, die übermäßige Erregung der Fasern verhindert. Eine andere Gruppe, die so genannten **Lokalanästhetika**, setzt an den Ionen-kanälen an, die Aktionspotenziale bilden. Sie blockieren dort den Fluss der geladenen Teilchen und damit die Entstehung und Weiterleitung der elektrischen Signale. In der Forschung versucht man, weitere molekulare Besonderheiten der Nozizeptoren zu nutzen und Stoffe zu finden, die selektiv auf Moleküle einwirken, die nur bzw. überwiegend in diesen Sinneszellen vorkommen. Hier gibt es viel versprechende Ansätze, aber bisher keine spektakulären Erfolge.

# Alles eine Frage der Nerven

*Joachim Kirsch*

© Springer-Verlag GmbH Deutschland 2018
J. Kirsch (Hrsg.), *Schmerz, lass' nach!*, WissenKompakt Medizin,
https://doi.org/10.1007/978-3-662-55358-9_6

Anatomisch betrachtet gehören die **Nerven** zum sogenannten **peripheren Nervensystem**. Sie gehen jedoch vom Zentralnervensystem aus, zu dem neben dem Gehirn auch das Rückenmark gehört. Dementsprechend unterscheidet man Hirnnerven und Rückenmarksnerven (Spinalnerven). Der Bauplan beider Typen von Nerven ist jedoch grundsätzlich identisch. In Nerven sind die **Axone** sensibler Nervenzellen, deren Zellkörper in den Spinalganglien oder dem Trigeminus-Ganglion (siehe unten) liegen, und die Axone von Motoneuronen, deren Zellkörper im Vorderhorn des Rückenmarks (siehe unten) liegen, in einer Hülle aus Bindegewebe (**Perineurium**) zusammengefasst. Der Nervus ischiadicus (Nerv zur Versorgung der unteren Extremität) ist beim Menschen ca. 1,5 cm dick, Hautnerven sind meist deutlich dünner (wenige mm). Allerdings liegen die Axone nicht „nackt" in einem Nerven. Sie sind in mehr oder weniger regelmäßigen Abständen von einer Isolierschicht aus **Schwann-Zellen** umgeben. Bei schnell leitenden Nervenfasern ist diese Schicht aus **Myelin** besonders dick und regelmäßig strukturiert – die Fasern sind gut myelinisiert. Bei „unmyelinisierten" und damit dünneren Nervenfasern ist die Isolierung durch Myelin zwar auch vorhanden, aber nicht so stark ausgeprägt. Die gute **Myelinisierung** ermöglicht die schnelle **saltatorische Erregungsleitung** mit einer Geschwindigkeit von bis zu 120 m/s, bei unmyelinisierten Fasern erfolgt die Weiterleitung dagegen langsamer (bei den C-Fasern, siehe unten mit ca. 1 m/s).

## 6.1     Rückenmark

Das Rückenmark liegt im Wirbelkanal der Wirbelsäule. Es ist beim Erwachsenen etwa 45 cm lang. Nach oben geht das Rückenmark auf Höhe des großen Hinterhauptloches (Foramen magnum occipitale) in das verlängerte Mark (Medulla oblongata) über, nach unten läuft es auf Höhe des 1. oder 2. Lendenwirbels konisch aus (Conus medullaris). Bei Säuglingen und Kindern reicht das Rückenmark bis zum 3. oder 4. Lendenwirbel.

Gegliedert ist das Rückenmark in **Segmente**, die alle dem gleichen Bauplan folgen. Aufgrund ihrer Lage unterscheidet man Hals-, Brust-, Lenden- und Kreuzbeinsegmente. Aus den Segmenten gehen die Wurzeln der Spinalnerven hervor, die ihrerseits ein definiertes Hautareal (Dermatom) und die zugehörigen Muskeln (Myotom) sensibel bzw. motorisch innervieren.

### 6.1.1    Thema mit (geringer) Variation - Rückenmarksegmente

Die Nervenzellkörper des Rückenmarks liegen in der schmetterlingsförmigen grauen Substanz im Inneren des Rückenmarks. In den nach vorne gerichteten Anteilen der „Flügel" (**Vorderhörner**) befinden sich Motoneurone oder Wurzelzellen, von denen lange Nervenzellfortsätze (Axone) für die Innervation der Muskeln ausgehen, und sogenannte Interneurone, Nervenzellen die für lokale Verschaltungen innerhalb des Rückenmarks (z. B. Muskeleigenreflexe) zuständig sind. In den nach hinten gerichteten Anteilen der „Flügel" (**Hinterhörner**) liegen die Strangzellen. Hierbei handelt es sich um Nervenzellen, deren Axone in der weißen Substanz gebündelt zum Gehirn ziehen. Das Seitenhorn verbindet Vorder- und Hinterhorn. Rechter und linker „Flügel" sind über die dünne Commissura grisea in der Mittellinie miteinander verbunden. Die graue Substanz ist umgeben von der weißen Substanz, in der die Bahnen von und zum Gehirn verlaufen. Man unterscheidet je nach Lage **Vorder-, Seiten- und Hinterstränge** sowie eine **Commissura alba anterior** bzw. **posterior**, welche die weiße Substanz von rechter und linker Seite des Rückenmarks miteinander verbindet (◘ Abb. 6.1).

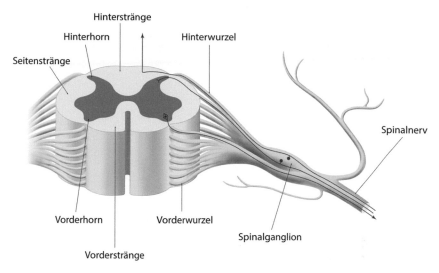

**◘ Abb. 6.1 Rückenmarksegment und Spinalnerv.** Ein Rückenmarksegment in der Ansicht von vorne. Die schmetterlingsförmige graue Substanz ist umgeben von weißer Substanz. Aus den Vorderhörnern (*vorderer Anteil der „Flügel" des Schmetterlings*) gehen die Vorderwurzeln eines Spinalnervs hervor. Sie enthalten überwiegend motorische Nervenfasern zur Innervation von Skelettmuskeln. In die Hinterwurzeln (*hinterer Anteil der „Flügel" des Schmetterlings*) treten die zentralen Fortsätze von Nervenzellen ein, deren Zellkörper im Spinalganglion sitzen. Ihre peripheren Fortsätze ziehen, wie der Name sagt, in die Körperperipherie, wo sie unterschiedliche Reize, z. B. Schmerzreize, aufnehmen und an Nervenzellen im Hinterhorn weitergeben. Sie schließen sich mit den motorischen Fasern aus dem Vorderhorn zum Spinalnerv zusammen, der sich bald darauf verzweigt bzw. mit anderen Spinalnerven im Hals- und Lendenwirbel-Kreuzbeinbereich Nervengeflechte (Plexus) bildet

## 6.1.2 Spinalnerven

Die Axone der Wurzelzellen verlassen das Rückenmark durch die **Vorderwurzel** (Radix anterior). Die Axone der sensorischen Nervenzellen treten über die **hintere Wurzel** in das Rückenmark ein, wobei zu beachten ist, dass die Nervenzellen selbst im **Spinalganglion** außerhalb des Rückenmarks liegen. Diese sogenannten **pseudounipolaren Nervenzellen** haben ein zentrales Axon, das zum Hinterhorn des Rückenmarks zieht, und ein peripheres Axon, das zusammen mit den Nervenfasern der Vorderwurzel den gemischt motorisch/sensorischen Spinalnerven bildet (◘ Abb. 6.1).

Aus den Segmenten des Rückenmarks gehen somit 31-32 paarige (8 zervikale [Hals-], 12 thorakale [Brust-], 5 lumbale [Lenden-], 5 sakrale [Kreuzbein-] und 1-2 coccygeale [Steißbein-]) Spinalnerven hervor. Wo die Spinalnerven die Innervation von Extremitäten übernehmen, kommt es zu einem vielfältigen z. T. komplizierten Austausch von Nervenfasern. Man spricht von einer **Plexusbildung** im Bereich des Hals- sowie der Lenden- und Kreuzbeinnerven (Plexus cervicalis und brachialis sowie Plexus lumbosacralis) (◘ Abb. 6.2).

## 6.2 Aufsteigende Bahnen im Rückenmark

Die peripheren Axone der pseudounipolen Nervenzellen im Spinalganglion enden an Sensoren in der Peripherie, deren Signale sie aufnehmen und zum Rückenmark weiterleiten. Die Sensoren sprechen in der Regel nur auf spezifische Reize an. So wird z. B. ein Temperatursensor nur durch Temperatur, nicht aber durch Druck erregt. Andere Sensortypen reagieren auf andere, aber

**◨ Abb. 6.2   Wirbelsäule, Rückenmark und Spinalnerven.** Wirbelsäule und Rückenmark wurden in der Mittellinie aufgeschnitten. Ansicht von links. Den unterschiedlichen Abschnitten der Wirbelsäule (*Hals-, Brust-, Lendenwirbel sowie Kreuz- und Steißbein, beschriftet mit C [cervical= Hals-], Th [thorakal = Brust-], L [lumbal = Lendenwirbel] und S [sacral = Kreuz-] und nicht beschriftet coccygeal = Steißbein*) gefolgt von römischen Ziffern entsprechen die Segmente des Rückenmarks beschriftet mit den gleichen Buchstaben gefolgt von arabischen Ziffern. Da das Rückenmark im Laufe der Entwicklung weniger stark in die Länge wächst als die Wirbelsäule „rutscht" das Rückenmark relativ zu den Wirbeln der Wirbelsäule nach oben. Die Austrittsstellen der Wurzeln der Spinalnerven aus der Wirbelsäule bleiben allerdings erhalten. Sie entsprechen daher den jeweils zugehörigen Wirbeln. Bei einem Bandscheibenvorfall im Lendenwirbelbereich werden somit meist „nur" die Nervenwurzeln nicht aber das Rückenmark eingeklemmt

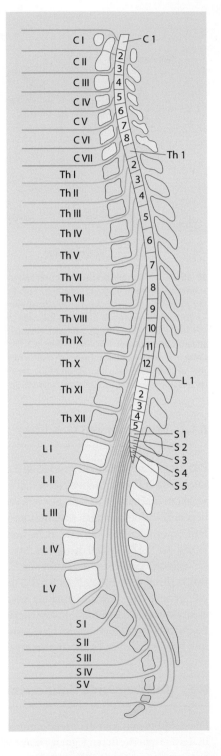

immer spezifische Reize bzw. Veränderungen. Über die Spinalnerven gelangen Informationen über den Ort und die Intensität der Erregung dieser Sensoren in das Rückenmark, wo sie je nach Qualität unterschiedlich weitergeleitet werden.

Anatomisch lassen sich drei sensible Bahnsysteme unterscheiden: in ihnen werden Informationen transportiert über i) leichte (diskriminierende) Berührungen („Tastsinn"), Vibration ii) Druck und grobe (nicht diskriminierende) Berührung und iii) Temperatur, Jucken/Kitzeln und nicht zuletzt **Schmerz**.

## 6.2.1 Tiefensensibilität und diskriminierende Berührung

Informationen über diskriminierende Berührungen, (leichten) Druck, Vibration sowie **Tiefensensibilität,** also die **Lage** unseres Körpers im Raum, die **Stellung** unserer Gelenke und des Kopfes, die **Vorspannung** unserer Muskeln sowie die Wahrnehmung einer **Bewegung** unseres Körpers und ihrer Richtung, kurzum die **Eigenwahrnehmung (Propriozeption)** unseres Körpers werden unmittelbar über die Spinalganglien d. h. ohne Umschaltung auf eine zweite Nervenzelle in den **Hintersträngen** der weißen Substanz in Kerngebiete der Medulla oblongata weitergeleitet. Propriozeptive Wahrnehmungen aus den oberen Extremitäten verlaufen in den zur Mitte des Rückenmarks hin gelegenen Fasciculi graciles, diejenigen aus der unteren Extremität in den seitlich davon gelegenen Fasciculi cuneati. Erst in Kerngebieten der Medulla oblongata (Nucleus gracilis und cuneatus) erfolgt die synaptische Umschaltung auf eine zweite Nervenzelle (2. Neuron; Projektionsneuron), deren Fortsatz (Axon) dann auf die gegenüberliegende (kontralaterale) Seite wechselt. Diesem Prinzip, Kreuzung auf Höhe des Projektionsneurons, folgen auch die nachfolgend erklärten, sensiblen Bahnen des Rückenmarks. Die Axone der Projektionsneurone bilden zusammen mit den Fasern des Vorderseitenstrangs (Tractus spinothalamicus anterior; siehe unten) und des Seitenstrangs (Tractus spinothalamicus lateralis; siehe unten) den **Lemniscus medialis**. Sie ziehen zu einem Kerngebiet im Zwischenhirn, dem Thalamus. In dessen **Nucleus ventralis posterolateralis** (VPL) erfolgt die synaptische Umschaltung auf das 3. Neuron. Dessen Nervenfortsätze ziehen auf der gleichen (ipsilateralen) Seite als **Fibrae thalamoparietales** (thalamocorticales) zu Nervenzellen in einer Hirnwindung, die **primärer somatosensibler (-sensorischer) Kortex** oder Gyrus postcentralis genannt wird. Als Neurotransmitter dieser Signalkette dient wie auch bei den folgenden Bahnen die Aminosäure **Glutamat** (◗ Abb. 6.3).

## 6.2.2 Grobe Berührung und Druck

Auch wenn die Hinterstrangbahnen ausgefallen sind, bleibt eine Restsensibilität für groben, nicht-diskriminierenden Druck und Berührung (protopathische Sensibilität) erhalten. Die zugehörigen zentralen Axone der Nervenzellen im Spinalganglion, werden bereits im Hinterhorn des Rückenmarks auf eine zweite Nervenzelle synaptisch umgeschaltet. Deren Axone kreuzen entweder im gleichen oder einem benachbarten Segment in der weißen Substanz vor dem Zentralkanal des Rückenmarks (Commissura alba anterior) auf die kontralaterale Seite. Im **Vorderseitenstrang** (Tractus spinothalamicus anterior) gelangen die Informationen in den Hirnstamm, wo sie zusammen mit den Axonen aus den Nuclei gracilis und cuneatus (siehe oben) und des Seitenstrangs (Tractus spinothalamicus lateralis; siehe unten) den **Lemniscus medialis** bilden.

6

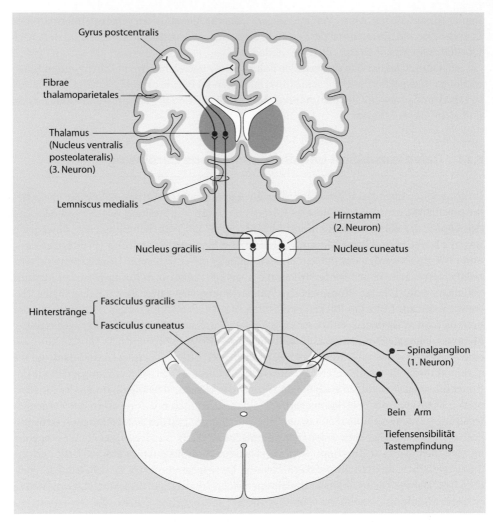

**Abb. 6.3    Hinterstrangbahnen**. Informationen über die Lage unseres Körpers im Raum, die Stellung unserer Gelenke und des Kopfes, die Vorspannung unserer Muskeln sowie die Wahrnehmung einer Bewegung unseres Körpers und ihrer Richtung, kurzum die Eigenwahrnehmung (Propriozeption) unseres Körpers gelangen ohne Umschaltung im Rückenmark direkt aus der Körperperipherie über die sogenannten Hinterstränge (Fasciculus gracilis und cuneatus) in Kerngebiete (Nucleus gracilis und cuneatus) des verlängerten Markes (Medulla oblongata). Dort erfolgt die synaptische Umschaltung auf die 2. Nervenzelle (Projektionsneuron), deren Axon auf die gegenüberliegende (kontralaterale) Seite kreuzt. Die Fortsätze der Projektionsneurone werden in einer Nervenbahn, dem Lemniscus medialis, zusammengefasst, die zum Thalamus (Nucleus ventralis posterolateralis) im Zwischenhirn führt. Dort erfolgt die synaptische Umschaltung auf ein 3. Neuron. Dessen Nervenfortsätze ziehen als Fibrae thalamoparietales (thalamocorticales) zur Großhirnrinde, wo sie an Nervenzellen der Gyrus postcentralis (primärer somatosensorischer Kortex) genannten Hirnwindung enden

Die weitere Verarbeitung erfolgt wie auch bei den Hinterstrangbahnen im Nucleus ventralis posterolateralis (VPL) des **Thalamus** als erster Station im Gehirn. Der Thalamus dient auch hier als „Relaisstation", die ihrerseits wiederum den primären somatosensorischenen Kortex im **Gyrus postcentralis** ansteuert ( Abb. 6.4).

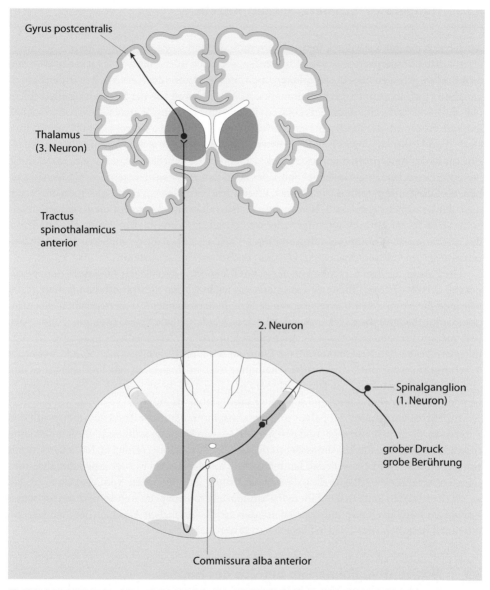

Gyrus postcentralis

Thalamus
(3. Neuron)

Tractus
spinothalamicus
anterior

2. Neuron

Spinalganglion
(1. Neuron)

grober Druck
grobe Berührung

Commissura alba anterior

**◘ Abb. 6.4** Vorderseitenstrang. Nervenimpulse aus der Körperperipherie, die von groben Druck- und
Berührungsempfindungen („protopathische Sensibilität") verursacht werden, gelangen über das periphere Axon
zu Nervenzellen im Spinalganglion und von dort über deren zentrales Axon ins Hinterhorn des Rückenmarks, wo
sie auf das 2. Neuron synaptisch umgeschaltet werden. Das Axon des 2. Neuron kreuzt entweder im gleichen oder
im darüber liegenden Segment in der weißen Substanz vor dem Zentralkanal des Rückenmarks (Commissura alba
anterior) auf die kontralaterale Seite. Im Vorderseitenstrang werden diese Axone zum Tractus spinothalamicus
anterior zusammengefasst. Die Fortsätze der 2. Neuronen bilden zusammen mit den anderen aufsteigen
Bahnen den Lemniscus medialis, der zum Thalamus (Nucleus ventralis posterolateralis, VPL) im Zwischenhirn
führt. Dort erfolgt die synaptische Umschaltung auf ein 3. Neuron. Dessen Nervenfortsätze ziehen als Fibrae
thalamoparietales (thalamocorticales) zur Großhirnrinde wo sie an Nervenzellen der Gyrus postcentralis (primärer
somatosensorischer Kortex) genannten Hirnwindung enden

### 6.2.3    Temperatur, Schmerz, Jucken/Kitzeln

Auch Nervenimpulse, die durch **Temperaturempfindungen sowie nozizeptive Reize** („Schmerz-reize") in der Körperperipherie ausgelöst werden, aber auch solche, die wir als **Jucken und Kitzeln empfinden,** gelangen über die peripheren und zentralen Axone der Nervenzellen in den Spinal-ganglien zum Hinterhorn des Rückenmarks. In Abhängigkeit von der Dicke der Isolierschicht (Myelin), welche die einzelnen Nervenfasern in Spinalnerven umgibt, unterscheidet man schnell leitende Fasern aus gut myelinisierten **Aδ-Fasern** und weniger stark myelinisierte („unmyelini-sierte") und daher langsamer leitende **C-Fasern**. Beide Fasertypen werden unmittelbar nach dem Eintritt in das **Hinterhorn** des Rückenmarks synaptisch umgeschaltet. Die Region, in der die 2. Neurone sitzen, liegt direkt unter der Spitze des Hinterhorns. Sie wird wegen ihres glasigen Ausse-hens als **Substantia gelatinosa** bezeichnet. Wie auch bei den anderen Bahnen kreuzen die Fasern nach der Umschaltung auf das 2. Neuron im gleichen Rückenmarksegment auf die kontralaterale Seite. Die Kreuzung erfolgt auch hier in der weißen Substanz unmittelbar vor dem Zentralkanal des Rückenmarks (**Commissura alba anterior**). Von dort ziehen die gebündelten Axone im **Sei-tenstrang** (Tractus spinothalamicus lateralis) nach oben zum Hirnstamm.

Die Fasern, die ihre Erregung von den schnell leitenden Axonen der **Aδ-Fasern** der Spinal-nerven erhalten haben, bilden den ebenfalls schnell leitenden **neospinothalamischen** Trakt, während die Axone, die ihre Erregung von den langsamer leitenden C-Fasern erhalten haben, im **paläospinothalamischen** Trakt zusammen gefasst werden. Beide Trakte zusammen bilden den Seitenstrang (Tractus spinothalamicus lateralis). Durch die unterschiedliche Leitungsgeschwin-digkeit in beiden Fasertrakten kommt der Eindruck des 1. und 2. Schmerzes zu Stande, wobei der **1. Schmerz** nahezu unmittelbar auf die Schädigung folgt, normalerweise gut lokalisierbar ist und einen „hellen" Charakter" hat. Der **2. Schmerz** ist dagegen nicht nur zeitlich etwas verzögert, er ist vom Charakter eher dumpf und schlechter lokalisierbar (◘ Abb. 6.5).

Im Hirnstamm bilden der paläo- und der neospinothalamische Trakt zusammen mit den Fasern des Vorderseitenstranges und den Axonen aus den Nuclei gracilis und cuneatus den **Lem-niscus medialis**, der zum Thalamus zieht. Die nächste Umschaltung erfolgt im **Nucleus ventralis posterolateralis** (VPL) bzw. in den laminären und interlaminären Kerngruppen des Thalamus (Nucleus centralis lateralis) für die paläospinothalamischen Afferenzen. Vom Thalamus aus geht es auf der gleichen Seite in den Fibrae thalamoparietales zum primären **somatosensorischen Kortex** der Großhirnrinde und anderen mit den unterschiedlichen Aspekten der Schmerzver-arbeitung befassten Hirnanteilen (siehe unten ◘ Abb. 6.5).

### 6.3    Nozizeptive Bahnen im Bereich des Kopfes

Die sensible Versorgung des Kopfes folgt prinzipiell dem gleichen Grundbauplan wie die des übrigen Körpers. Die sensorischen Nervenfasern gehen auch hier von dem aus dem Zentral-nervensystem ausgelagerten **Trigeminusganglion** (Ganglion trigeminale) aus. Das Trigeminus-ganglion liegt umgeben von harter Hirnhaut (Dura mater) auf dem Boden der Mittleren Schä-delgrube. Auch dieses Ganglion enthält unter anderem **pseudounipolare Ganglienzellen**, deren periphere Axone mit den drei Ästen des **Drillingsnerven** (N. trigeminus) die drei Gesichtsetagen sensorisch versorgen. Die zentralen Axone der nozizeptiven Neurone (und nur diese) ziehen zum **Nucleus spinalis** des N. trigeminus, der in der Verlängerung der **Substantia gelatinosa** des spinalen Hinterhorns im verlängerten Mark (**Medulla oblongata**) liegt und bis hinauf ins **Rau-tenhirn** reicht. In diesem ausgedehnten Kerngebiet erfolgt die Umschaltung auf Projektions-neurone, deren Axone anschließend auf die kontralaterale Seite kreuzen und mit den anderen

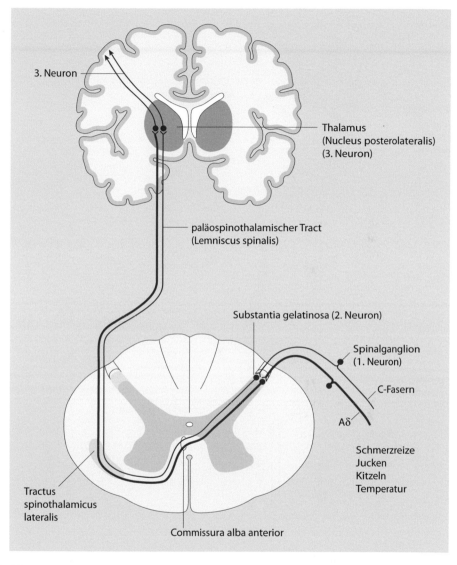

**◻ Abb. 6.5   Seitenstrang.** Nervenimpulse aus der Körperperipherie, die von hohen oder niedrigen
Temperaturen oder (potentiell) gewebeschädigenden Reizen verursacht werden, gelangen über das periphere
Axon der Nervenzellen im Spinalganglion über deren zentrales Axon ins Hinterhorn des Rückenmarks, wo sie
in der Substantia gelatinosa des Rückenmarks auf das 2. Neuron synaptisch umgeschaltet werden. Die dicke
Linie symbolisiert gut myelinisierte und daher schnell leitende Aδ-Fasern, die dünne Linie weniger myelinisierte
und daher langsamer leitende C-Fasern. Das Axon des 2. Neuron kreuzt im gleichen Segment in der weißen
Substanz vor dem Zentralkanal des Rückenmarks (Commissura alba anterior) auf die kontralaterale Seite. Im
Tractus spinothalamicus lateralis (Seitenstrang) bilden die Axone der Nervenzellen, die ihre Erregung von den
schnell leitenden Aδ-Fasern empfangen haben, den neospinothalamischen Trakt, während die Axone, die
von den langsamer leitenden C-Fasern erregt wurden, zum paläospinothalamischen Trakt zusammengefasst
werden. Sie bilden zusammen mit den anderen aufsteigen Bahnen den Lemniscus medialis, der zum Thalamus
(Nucleus ventralis posterolateralis, VPL, für den neospinothalamischen Trakt und Nucleus centralis lateralis für
den paläospinothalamischen Trakt) im Zwischenhirn führt. Dort erfolgt die synaptische Umschaltung auf ein 3.
Neuron. Dessen Nervenfortsätze ziehen als Fibrae thalamoparietales (thalamocorticales) zur Großhirnrinde, wo
sie an Nervenzellen der Gyrus postcentralis (primärer somatosensorischer Kortex) genannten Hirnwindung enden
bzw. an anderen Kortexarealen (siehe unten), die mit der Verarbeitung von Schmerzreizen befasst sind

**6**

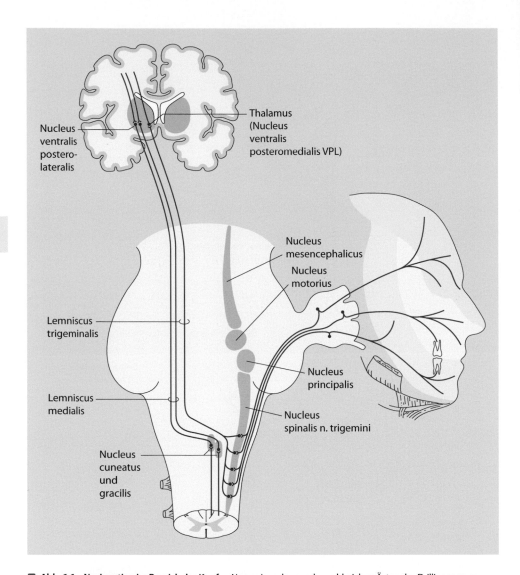

Nucleus
ventralis
postero-
lateralis

Thalamus
(Nucleus
ventralis
posteromedialis VPL)

Nucleus
mesencephalicus

Nucleus
motorius

Lemniscus
trigeminalis

Nucleus
principalis

Lemniscus
medialis

Nucleus
spinalis n. trigemini

Nucleus
cuneatus
und
gracilis

■ **Abb. 6.6**   **Nozizeption im Bereich des Kopfes**. Nervenimpulse aus den zahlreichen Ästen des Drillingsnerven (Nervus trigeminus), die das Gesicht, die Kopfhaut und die Hirnhäute sensibel versorgen, die von hohen oder niedrigen Temperaturen oder (potentiell) gewebeschädigenden Reizen verursacht werden, gelangen über das periphere Axon der Nervenzellen im Ganglion trigeminale (Trigeminusganglion) über deren zentrales Axon in den Nucleus spinalis nervi trigemini, der in der Verlängerung der Substantia gelatinosa des spinalen Hinterhorns in der Medulla oblongata liegt. Hier erfolgt die synaptische Umschaltung auf Projektionsneurone, deren Axone auf die kontralaterale Seite kreuzen und sich dem Lemniscus medialis anlegen. Im Nucleus ventralis posteromedialis (VPM) erfolgt die Umschaltung auf 3. Neurone, deren Axone dann in den Fibrae thalamoparietales zum somatosensorischen Kortex im Gyrus postcentralis oder anderen Hirnregionen ziehen, die mit der Verarbeitung von Schmerzen befasst sind

aufsteigenden Bahnen im **Lemniscus medialis** zum **Thalamus** gelangen. Die dem N. trigeminus zugehörigen Fasern des Lemniscus medialis werden manchmal als „Lemniscus trigeminalis" bezeichnet. Im **Nucleus ventralis posteromedialis** (VPM) des Thalamus erfolgt die synaptische Umschaltung auf das 3. Neuron, dessen Axone in den Fibrae thalamoparietales zum **primären somatosensorischen Kortex** im Gyrus postcentralis bzw. auf die Regionen des Gehirns verteilt werden, in denen die Verarbeitung nozizeptiver Impulse erfolgt (siehe unten ■ Abb. 6.6).

## 6.4 Kortikales Schmerznetzwerk

Der Thalamus repräsentiert den größten Teil des Zwischenhirns (Diencephalon). Er wird oft als das „Tor zum Bewusstsein" bezeichnet, weil alle sensorischen Impulse, die zu den „höheren", kortikalen Regionen des Gehirns gelangen, diese wichtige Relaisstation passieren müssen. Es handelt sich um einen komplexen Teil des Gehirns, der aus zahlreichen Kerngebieten besteht. Für die Nozizeption („Schmerzwahrnehmung") wichtige Kerngebiete sind der **Nucleus ventralis posterolateralis** (VPL) für nozizeptive Impulse aus den Spinalnerven und der **Nucleus ventralis posteromedialis** (VPM) für die Nozizeption im Gesichtsbereich, der Kopfhaut und der Hirnhäute.

Bewusst wahrgenommen und lokalisiert wird der Schmerz wahrscheinlich erst im **somatosensorischen Kortex** der Großhirnrinde. Dieser Bereich des Kortex (wie übrigens auch der primäre somatomotorische Kortex, von dem Bewegungen ihren Ausgang nehmen), ist somatotop gegliedert d. h. Körperregionen werden auf bestimmte Areale der Großhirnrinde abgebildet, wobei benachbarte Regionen des Körpers auch in benachbarten Regionen des Kortex repräsentiert werden. Allerdings nehmen Körperregionen mit einer höheren Sensordichte eine größere Fläche der Hirnrinde in Anspruch als Regionen mit geringerer Sensordichte. Der Bereich zwischen Ober- und Unterlippe beansprucht daher einen größeren Bereich des somatosensorischen Kortex als der gesamte Rücken. Die Fußsohlen beanspruchen eine ähnlich große Fläche wie die Handflächen aber ungefähr doppelt so viel wie Arme oder Beine. Man kann diese Repräsentationen bildhaft darstellen, wodurch ein „sensorischer Homunculus" entsteht, der wie eine Karikatur des menschlichen Körpers wirkt (◘ Abb. 6.7a, b).

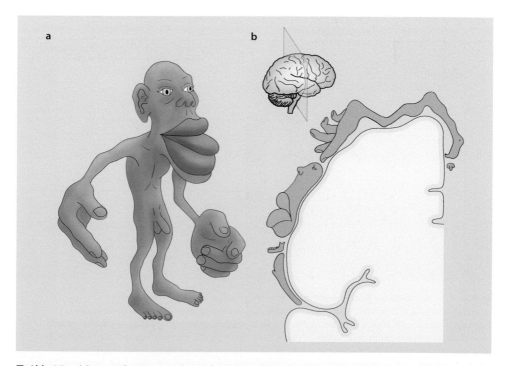

◘ **Abb. 6.7 a)** Sensorischer Homunculus: In dieser Darstellung eines Menschen sind die verschiedenen Körperregionen in der gleichen Größenrelation abgebildet wie auf der entsprechenden Oberfläche des somatosensorischen Kortex. **b)** Somatosensorischer Kortex: Projektion der dargestellten Körperregionen auf die Oberfläche des somatosensorischen (Gyrus postcentralis)

An der Verarbeitung nozizeptiver Impulse sind jedoch zahlreiche Hirnregionen beteiligt, ein „Schmerzzentrum", das alle nozizeptiven Impulse integriert, existiert in unserem Gehirn nicht. Die unterschiedlichen Aspekte, die mit Schmerzen assoziiert sind, werden von jeweils spezialisierten Hirnregionen verarbeitet (◻ Abb. 6.8).

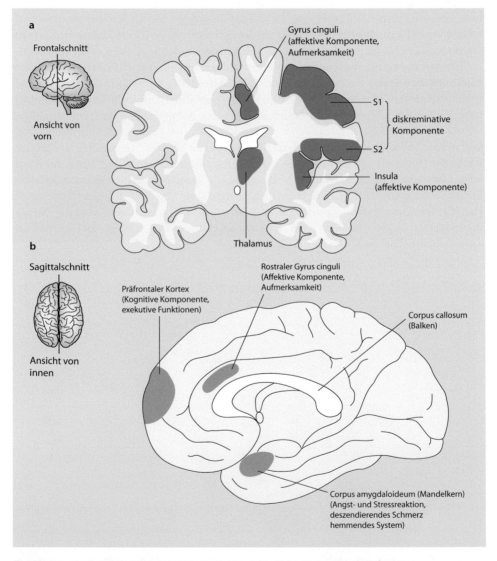

◻ **Abb. 6.8    Das kortikale Schmerznetzwerk.** Die unterschiedlichen Teilaspekte der komplexen Sinneswahrnehmung „Schmerz" werden in unterschiedlichen Hirnregionen verarbeitet. **a)** In diesem Frontalschnitt (Schnittführung: siehe kleine Zeichnung) durch das Gehirn sind grau hervorgehoben Anteile des primären somatosensorischen Kortex (S1 und S2), der Gyrus cinguli, die Inselrinde und der Thalamus. Der Medianosagittalschnitt (*kleine Zeichnung*: Schnitt durch die Fissura longitudinalis cerebri zwischen beiden Hirnhemisphären) in **b)** zeigt in grau einen Teil des frontalen Kortex, den vorderen (rostralen) Anteil des Gyrus cinguli und die ungefähre Lage des Corpus amygdaloideum

Die Frage nach dem Charakter und der Lokalisation (**diskriminative Komponente**) des nozizeptiven Reizes wird im oben genannten somatosensorischen Kortex geklärt. Für die Frage, ob man sich um diesen Schmerz und seine Ursache überhaupt kümmern sollte (Aufmerksamkeit) und die **affektive Komponente** („wie schlimm ist der Schmerz?") sind der vordere Teil der Hirnwindung (rostraler Gyrus cinguli) über dem Balken (Corpus callosum) und die Inselregion des Kortex zuständig. Das Corpus callosum besteht aus Axonen, welche die Hirnrinde der rechten und linken Hemisphäre verbinden. Im präfrontalen Kortex erfolgt eine Bewertung des Schmerzgeschehens und die Planung zu dessen Vermeidung (**exekutive Funktionen**). Eine wichtige Schaltstation für die mit Schmerzen einhergehenden **Angst- und Stressreaktionen** ist der Mandelkern (Corpus amygdaloideum) (◨ Abb. 6.8).

# Schmerz, lass' nach!

*Joachim Kirsch*

© Springer-Verlag GmbH Deutschland 2018
J. Kirsch (Hrsg.), *Schmerz, lass' nach!*, WissenKompakt Medizin,
https://doi.org/10.1007/978-3-662-55358-9_7

Immer wieder wurde beobachtet, dass Menschen trotz objektiv schwerer, akuter Verletzungen (z. B. Verletzungen im Krieg, Amputationen) zunächst über keine nennenswerten Schmerzen berichten. Der Verfasser selbst hat als junger Arzt erlebt, wie ein Patient, dem bei einem Arbeitsunfall zwei Finger im Grundgelenk weggerissen worden waren, wortreich über „diese Dusseligkeit" lamentierte, aber selbst auf Nachfrage angab, keinerlei Schmerzen zu empfinden. Wie kommt das? Eine mögliche Erklärung ist die Aktivierung eines körpereigenen neuronalen Systems, das vom Gehirn ausgehend über mehrere Zwischenstationen die synaptische Übertragung nozizeptiver Reize im Rückenmark hemmt.

## 7.1    Das deszendierende Schmerz hemmende System

Die Ausgangspunkte für dieses System sind Nervenzellen in so unterschiedlichen und weit voneinander entfernt liegenden Hirnregionen wie **Hypothalamus** (Nucleus paraventricularis) und **Mandelkern** (Corpus amygdaloideum). Die Nervenzellen im Hypothalamus und im Mandelkern setzen an ihren Axonendigungen Spaltprodukte des Prohormons Proopiomelanocortin (PMC), die sogenannten **Endorphine** frei (◘ Tab. 7.1). Genau gesagt handelt es sich bei diesen Botenstoffen um eine Kette aus 5 Aminosäuren, die durch Peptidbindungen verknüpft sind (Peptide). Die Freisetzung erfolgt in einer Region um den mit Liquor cerebrospinalis („Hirnwasser") gefüllten

◘ **Tab. 7.1** Übersicht über die Herkunft und die wichtigsten biologisch aktiven Peptide im deszendierenden Schmerz hemmenden System

| Gen | Produkte | Spaltprodukte | Aminosäuresequenz |
|---|---|---|---|
| Proenkephalin A (PENK) Prodynorphin (PDYN) | Proenkephalin A Proenkephalin B | Met-Enkephalin Met-Enkephalin+ Leu-Enkephalin und 5 weitere Dynorphin A Dynorphin B Big Dynorphin Leu-Enkephalin und 5 weitere | YGGFM YGGFMRGL YGGFL YGGFLRRI YGGFLRRQFKVVT YGGFLRRIRPKLK-WDNQKRYGGFLRRQFKVVT YGGFL |
| Proopiomelanocortin (POMC) | Proopiomelanocortin | β-Endorphin Met-Enkephalin und 9 weitere darunter die Hormone Corticotropin, Lipotropin MSH α, β, γ | YGGFMTSEKSQTPLVTL YGGFM |

Die Aminosäurefolge YGGF-M bzw. L steht im Einbuchstaben-Code für die Peptide Tyrosin-Glycin-Glycin-Phenylalanin-Methionin bzw. -Leucin.

**Äquädukt** des Mesencephalon, die als **zentrales (periaquäduktales) Höhlengrau** bezeichnet wird. Dort erregen sie Nervenzellen, die als Überträgersubstanzen die Spaltprodukte des **Enkephalin-Gens** (◉ Tab. 7.1) benutzen. Interessanterweise sind diese Überträgerstoffe ganz bzw. nahezu identisch mit den Peptiden, die auch von den Hypothalamusneuronen freigesetzt werden, obwohl sie von ganz unterschiedlichen Genen stammen.

Die Axone der enkephalinergen Neurone des zentralen Höhlengraus enden in zwei Kerngebieten: dem **Locus** (oder **Nucleus) caeruleus** und den **Raphe-Kernen** (Nuclei raphes) im **Metencephalon** (Nachhirn). Die hier freigesetzten Enkephaline erregen im Nucleus caeruleus Nervenzellen, die ihrerseits **Noradrenalin** und in den Raphe-Kernen **Serotonin** als Neurotransmitter benutzen. Die Axone beider Nervenzellpopulationen ziehen daraufhin zum **Hinterhorn** des Rückenmarks, wo sie zwischengeschaltete Neurone (Interneurone) erregen, die ihrerseits die synaptische Übertragung vom 1. auf das 2. Neuron in der **Substantia gelatinosa** hemmen. Als Neurotransmitter fungieren hierbei **γ-Aminobuttersäure** (GABA) oder wiederum **Enkephaline** (◉ Abb. 7.1).

### Kleine Kerngebiete – weit verbreitete Wirkungen

Der **Locus caeruleus** liegt im Tegmentum („Haube") des Rautenhirns (Rhombencephalon), das seinerseits ein Teil des Nachhirns (Metencephalon) ist. Seinen Namen verdankt er der „himmelblau" schimmernden Färbung im frischen Hirnpräparat, die durch das Pigment Neuromelanin verursacht wird. Es entsteht durch die Oxidation von Katecholaminen. Ein Katecholamin, genauer gesagt **Noradrenalin**, ist dann auch der Neurotransmitter (Überträgersubstanz), der von den Nervenzellen des Locus caeruleus synthetisiert und an den Axonenden freigesetzt wird. Das kleine Kerngebiet schickt seine chemischen Signale nach sensorischer Erregung an viele Stellen des ZNS: u. a. Hypothalamus, Thalamus, das limbische System, den gesamten Kortex, aber auch an die Segmente des Rückenmarks. Das Kerngebiet ist für die gerichtete **Aufmerksamkeit** von besonderer Bedeutung. Bei der Entwicklung **körperlicher Abhängigkeiten** von Alkohol oder Opiaten scheint der Locus caeruleus eine besondere Rolle zu spielen. Beide Substanzen dämpfen seine Aktivität, weshalb es bei Entzug zu einer Überaktivierung des Locus caeruleus kommt, die mit einer Stresssituation vergleichbar ist. Die Projektionen des Locus caeruleus in den Vorderseitenstrang der Rückenmarksegmente sind für die **deszendierende Schmerzhemmung** von Bedeutung.

Die **Nuclei raphes** (Raphe-Kerne) liegen in der Mittellinie, der Naht (daher der Name ραφη: gr. Naht; um diejenigen, die noch Griechisch können, nicht zu irritieren: richtigerweise sollte der Ausdruck als „rhaphe" transkribiert werden) zwischen beiden Hirnhälften am Boden der **Rautengrube** im Rhombencephalon. Die Nervenzellen der Raphe-Kerne benutzen **Serotonin** als Neurotransmitter und projizieren in nahezu jede (!) Region des Zentralnervensystems. Die Projektionen in den präfrontalen Kortex werden mit **Depression** und **Zwangsverhalten** in Verbindung gebracht, diejenigen in den Hypothalamus mit veränderten **circadianen Rhythmen**. Wie der Nucleus caeruleus sind auch die Raphe-Kerne an der Steuerung von **Wachheit** und gelenkter **Aufmerksamkeit** zumindest beteiligt. Das Rückenmark selbst ist voll von serotoninergen Nervenendigungen, die ihren Ausgangspunkt in den Raphe-Kernen haben. Neben der Rolle im **deszendierenden Schmerz hemmenden System**, wird diesen Projektionen auch eine Bedeutung bei der **motorischen Kontrolle** (z. B. Mitbewegung der oberen Extremitäten beim Gehen) zugeschrieben.

## 7.2 Aktivierung des deszendierenden Schmerz hemmenden Systems (◉ Tab. 7.1)

Die Tatsache, dass im deszendierenden Schmerz hemmenden System höchst unterschiedliche Überträgersubstanzen vorkommen, ist für die Pharmakotherapie von Schmerzen durch die Beeinflussung dieses Systems von entscheidender Bedeutung.

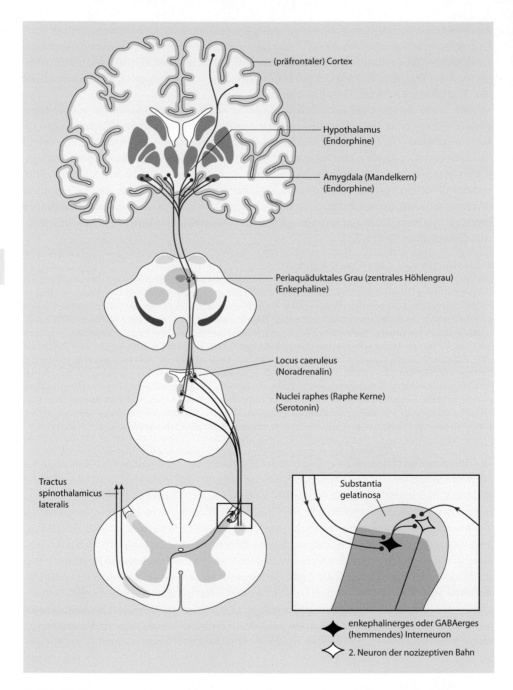

**7**

□ **Abb. 7.1**    Deszendierende Schmerzhemmung: Seinen Ausgangspunkt nimmt dieses wichtige, Schmerzen limitierende System in Hypothalamus und Corpus amygdaloideum. Wahrscheinlich spielen auch kortikale Einflüsse eine Rolle. Die Axone (*blaue Linien*) ziehen zum zentralen Höhlengrau um den Aquädukt des Mittelhirns (Mesencephalon), wo sie an synaptischen Verschaltungen Endorphine als Überträgersubstanz freisetzen. Die Nervenzellen des zentralen Höhlengraus projizieren (*grüne Linien*) zu den Nuclei raphes (Raphe-Kerne) und dem Locus caeruleus im Metencephalon. Als Überträgersubstanz dienen hier Enkephaline. Die Axone dieser Nervenzellen machen sich dann (u. a.) auf den langen Weg zu den Segmenten des Rückenmarks, wo sie an ihren

(Fortsetzung)

## 7.2.1 Endorphine und Enkephaline

Bei den **Endorphinen** und **Enkephalinen** handelt es sich um Peptide, deren Herkunft zwar auf unterschiedliche Gene zurückgeführt werden kann, deren wirksame Aminosäureabfolgen (Sequenzen) aber weitgehend identisch sind. Endorphine und Enkephaline kann man als **körpereigene Opioide** verstehen, die an dieselben Rezeptoren, nämlich **Opioidrezeptoren**, binden. Diese Klasse von Rezeptoren ist aber gleichzeitig die Zielstruktur einer heterogenen Gruppe von natürlichen und synthetischen Substanzen mit **Morphin** ähnlichen Eigenschaften, den **Opioiden**. Bei den Opioiden handelt es sich um hochpotente Substanzen zur Bekämpfung von Schmerzen, deren Einsatz bis vor wenigen Jahren nur auf terminal erkrankte Patienten beschränkt war (◘ Abb. 7.2).

Neben dem deszendierenden Schmerz hemmenden System kommen Opioidrezeptoren auch an peripheren Nervenendigungen nozizeptiver Fasern (sogenannte „freie" Nervenendigungen), an zahlreichen weiteren Nervenzellen im ZNS und in peripheren Organen (z. B. Darm) vor, weshalb Opioide neben einer ausgeprägten analgetischen Wirkung zahlreiche weitere, zum Teil unerwünschte Wirkungen haben können.

### Glossar

**Opium** – eingetrockneter Milchsaft, der durch Anritzen unreifer Samenkapseln des Schlafmohn (*Papaver somniferum*) gewonnen wird. Er enthält mehrere Alkaloide darunter auch Morphin (früher: „Morphium" genannt), Codein, Thebain, Papaverin und α-Narcotin (Noscapin).

**Opiumtinktur (Laudanum)** – in Alkohol gelöstes Opium. Die Rezeptur geht auf Paracelsus zurück und wird heute nur noch (wenn überhaupt) bei schwersten Durchfallerkrankungen eingesetzt.

**Morphin** – (früher: „Morphium") – ein pharmazeutisch bedeutender Inhaltsstoff (Alkaloid) des Opiums.

**Opioid** – Opioideine natürlich vorkommende oder synthetische Substanz mit Wirkungen, die denen von Morphin ähnlich sind. Sie entfalten ihre Wirkungen durch Bindung an Opioidrezeptoren, an die auch Morphin binden kann. Klinisch eingesetzte Opioide sind z. B. Fentanyl (100-mal so potent wie Morphin) oder Tilidin (1/10 der Potenz von Morphin). Auch beim bekannten Loperamid (Imodium®) handelt es sich um ein Opioid, das spezifisch an die Opioidrezeptoren (genauer: den μ-Rezeptoren; siehe unten) auf den Membranen der Nervenzellen des enterischen Nervensystems im Darm bindet. Dadurch wird die Peristaltik der aus glatter Muskulatur bestehenden Darmwand lahm gelegt. Im Gegensatz zu anderen Opioiden wirkt Loperamid ganz überwiegend im Darm, sodass Nebenwirkungen, wie sie bei anderen Opioiden insbesondere im Zentralnervensystem (Analgesie, Atemlähmung) auftreten können, nicht vorkommen. Das Opioid Naloxon hat die besondere Eigenschaft, Opioide von ihrer Bindungsstelle an den Opioidrezeptoren zu verdrängen, ohne jedoch die Rezeptoren zu aktivieren. Es wird bei Opioid-Intoxikationen („Überdosis") eingesetzt, um einem drohenden Atemstillstand entgegen zu wirken.

**Opioidrezeptoren** – Membranproteine mit spezifischen Bindungsstellen für Opioide. Sie kommen in den Plasmamembranen von Nervenzellen des ZNS aber auch vielen anderen Geweben vor, weshalb Opioide neben den erwünschten auch unerwünschte Wirkungen (Atemdepression, -lähmung, Obstipation) haben können. Man unterscheidet mehrere Subtypen (μ-, κ-, δ- und ε-Rezeptoren). Opioid-Rezeptoren gehören zur großen Familie der G-Protein gekoppelten Rezeptoren (metabotropen Rezeptoren, ▶ Kap. 4), deren Aktivierung u. a. folgende Effekte nach sich ziehen können: Hemmung der Adenylatzyklase (second messenger System), Aktivierung von Kaliumkanälen (Hyperpolarisation) und Hemmung spannungsabhängiger $Ca^{2+}$-Kanäle.

---

präsynaptischen Nervenendigungen je nach Herkunft entweder Noradrenalin (*schwarze Linien*) oder Serotonin (*lila Linien*) als Neurotransmitter freisetzen. Diese Neurotransmitter aktivieren hemmende (inhibitorische) Interneurone im Hinterhorn des Rückenmarks, die ihrerseits die synaptische Übertragung nozizeptiver Impulse vom 1. auf das 2. Neuron in der Substantia gelatinosa hemmen. Als Überträgerstoff dienen γ-Aminobuttersäure (GABA) bzw. Enkephaline

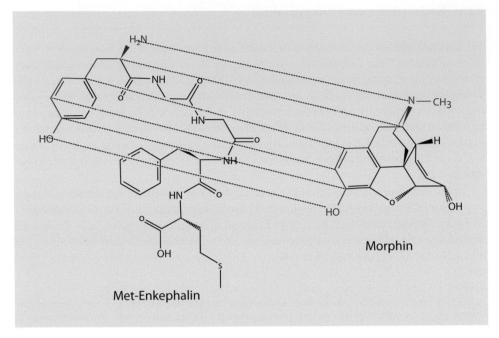

**Morphin**

**Met-Enkephalin**

☐ **Abb. 7.2**    Strukturvergleich Morphin-Endorphin: Morphin und Endorphin gehören ganz unterschiedlichen Substanzklassen an. Morphin ist das wichtigste Alkaloid des Schlafmohns (Papaver somniferum), während es sich bei Endorphinen um Peptide, also durch Peptidbindungen verbundene Aminosäuren, handelt. Dennoch sind wichtige funktionelle Gruppen beider Moleküle (*rot*) im Raum ganz ähnlich angeordnet

### 7.2.2    Antidepressiva

Neben den Substanzen, die an Opioidrezeptoren binden, spielen im deszendierenden Schmerz hemmenden System auch **Serotonin** und **Noradrenalin** eine Rolle. Die Wirksamkeit beider Neurotransmitter kann durch Antidepressiva beeinflusst werden. Auch wenn die genauen Mechanismen einer depressiven Erkrankung nach wie vor nicht völlig geklärt sind, gehen wir heute davon aus, dass zumindest bestimmte Antidepressiva den Wiederaufnahmemechanismus von Serotonin und/oder Noradrenalin aus dem synaptischen Spalt zwischen Nervenzellen hemmen (z. B. Fluoxetin, das bekannte Prozac ®). Dadurch stehen unter der Wirkung dieser Medikamente mehr Moleküle der genannten Neurotransmitter für die Erregung der nachgeschalteten Nervenzelle zur Verfügung. Dies wirkt sich positiv auf die Stimmungslage depressiver Patienten aus. Allerdings dauert es einige Tage bis Wochen bis zum Wirkungseintritt.

**Wenn es darum geht, eine Balance herzustellen**

**Wiederaufnahmehemmer**

Die pharmakologische Beeinflussung des Zentralnervensystems ist mit Stoffen, die in der Natur vorkommen (z. B. Pilze, vergorene Früchte), relativ einfach und daher uralt. Seit Jahrtausenden werden zahlreiche Substanzen eingesetzt, um die Wahrnehmung und den „Bewusstseinszustand" zu verändern (Alkohol, Cannabis, Fliegenpilze, Opium o. ä.). Häufig werden solche Substanzen sogar religiös verbrämt (Psylocibin-haltige Pilze).

Ihre Wirkung entfalten diese Substanzen an Nervenzellen. Ihren „Erfolg" verdanken sie letztlich der Tatsache, dass sie den Konsumenten nicht umbringen. Allerdings wusste schon Paracelsus, „nichts ist ohne Gift, allein die Dosis macht's, dass ein Ding kein Gift sei". Viele der in der Natur vorkommenden psychoaktiven Substanzen wirken direkt an Neurotransmitterrezeptoren, weshalb ihre therapeutische Breite, also der Konzentrationsbereich innerhalb dessen kein Schaden verursacht werden kann, relativ gering ist.

Das Rattengift Strychnin (ein Alkaloid der Brechnuss *Strychnus nux vomica*) war z. B. in geringer Konzentration Bestandteil eines „Tonikums", das allgemein kräftigend und aktivierend wirken sollte, und ist noch heutzutage auf einer Liste von Dopingmitteln geführt. Strychnin hemmt spezifisch und mit großer Affinität den inhibitorischen Glyzinrezeptor des Rückenmarks, wirkt also als Antagonist. Hierdurch wird die hemmende Wirkung dieser Interneurone an Motoneuronen des Rückenmarks drastisch vermindert, sie werden „enthemmt". Die therapeutische Breite ist - zurückhaltend formuliert - sehr gering. Benzodiazepine (z. B. Valium ®), die in überschaubarer Weise agonistisch an ebenfalls hemmenden GABA$_A$-Rezeptoren im Gehirn als „Beruhigungsmittel" (Hypnotikum) wirken, haben zum Glück für viele Patienten/"Konsumenten" eine große therapeutische Breite. Pharmakologisch interessant sind also eher die „schlechten" Agonisten bzw. Antagonisten von Neurotransmitterrezeptoren.

Eine Alternative zu Substanzen, die direkt an Neurotransmitter-Rezeptoren wirken, sind die sogenannten Wiederaufnahmehemmer. Meist werden Neurotransmitter in solchen Mengen in den synaptischen Spalt freigesetzt, dass sie eine sogenannte „Frequenzkodierung" ermöglichen. Jeder Impuls der vorgeschalteten also präsynaptischen Nervenzelle führt zu einer entsprechenden Erregung der nachgeschalteten, also postsynaptischen Nervenzelle. Maßgeblich hierfür ist die Menge bzw. die Konzentration der freigesetzten Neurotransmitter-Moleküle im synaptischen Spalt. Stehen nicht genug oder zu viele Neurotransmitter-Moleküle zur Verfügung, kommt es zu einem Ungleichgewicht.

Normalerweise wird die Konzentration der ausgeschütteten Neurotransmitter-Moleküle im synaptischen Spalt durch zwei unterschiedliche Mechanismen reguliert: sie können a) enzymatisch abgebaut (dies geschieht z. B. an der Synapse zwischen motorischen Nerven und Skelettmuskelfasern durch das Enzym Cholinesterase) oder b) wieder zurück in die präsynaptische Nervenendigung aufgenommen werden: Recycling nach Art der Natur. Hierfür verfügt die präsynaptische Nervenendigung über spezifische Transportmoleküle (präsynaptische „Neurotransmitter-Transporter") wie z. B. Serotonin- oder Katecholamintransporter. Die seit Jahrzehnten zur Behandlung von Depressionen eingesetzten trizyklischen Antidepressiva (Amitryptilin, Imipramin, Desipramin) und das kurzeitig als „Lifestyle-Droge" ge- oder besser gesagt missbrauchte Fluoxetin (Prozac ®, bzw. Fluctin ®) hemmen mehr oder weniger selektiv diesen Wiederaufnahmemechanismus von Monoaminen wie Noradrenalin (aber auch Dopamin) und/oder Serotonin. Im Falle von Fluoxetin handelt es sich um einen selektiven Hemmer der Wiederaufnahme von Serotonin in die präsynaptische Nervenendigung. Hierdurch stehen mehr Neurotransmitter-Moleküle im synaptischen Spalt zur Erregung der postsynaptischen Nervenzelle zur Verfügung. Auch der pflanzliche Stoff Hypericin, ein Anthrachinon-Derivat des Echten Johanniskrauts (*Hypericum perforatum*), hemmt den präsynaptischen Serotonintransporter und wirkt daher ähnlich wie Fluoxetin antidepressiv, allerdings bei weitem nicht so effektiv und wesentlich weniger spezifisch. Dieser Naturstoff hat daher zahlreiche (unerwünschte) Nebenwirkungen, wie z. B. die Photosensibilisierung der Haut.

Verabreicht ein Arzt einem Patienten mit **neuropathischen Schmerzen** zusätzlich zu einer konventionellen Schmerztherapie ein Antidepressivum, steckt dahinter keinesfalls die Vermutung, dass der Patient an einer durch die Schmerzen verursachten Depression leidet. Vielmehr erklärt man sich die positive Wirkung der Antidepressiva auf die Schmerzwahrnehmung von Patienten mit ihrer Wirkung als Wiederaufnahmehemmer von Monoaminen wie Serotonin und

Noradrenalin in die präsynaptische Nervenendigung. Die hieraus resultierende erhöhte Verfügbarkeit von Serotonin und Noradrenalin führt zu einer Aktivierung des deszendierenden Schmerz hemmenden Systems mit den in diesen Fällen durchaus erwünschten Nebenwirkungen. Anders als bei Depressionen, bei denen der Eintritt der antidepressiven Wirkung einige Tage dauern kann, tritt die analgetische Wirkung schnell ein.

7

# Wie man Schmerzen behandelt

*Jens Keßler, Hubert Bardenheuer*

© Springer-Verlag GmbH Deutschland 2018
J. Kirsch (Hrsg.), *Schmerz, lass' nach!*, WissenKompakt Medizin,
https://doi.org/10.1007/978-3-662-55358-9_8

Bevor therapeutische Maßnahmen geplant und eingeleitet werden, muss die Zuordnung zu einem bestimmten Schmerztyp und den zugehörigen Schmerzmechanismen durch eine umfangreiche Erhebung der Anamnese gesichert werden. Neben der Schmerzdauer, dem Schmerzbeginn und seiner zeitlichen Entwicklung und dem Schmerzcharakter müssen auch die relevanten Begleitsymptome erfragt werden.

## 8.1    Schmerzskalen

Bei der Evaluation der Schmerzintensität wird der Patient gebeten, eine Einschätzung auf einer numerischen (Numeric Rating Scale, ◘ Abb. 8.1a) oder visuellen (Visual Analog Scale, ◘ Abb. 8.1b) Analogskala zwischen 0 = kein Schmerz und 10 = stärkster vorstellbarer Schmerz vorzunehmen. Da die Einschätzung der Intensität auch bei Anwendung einer solchen Skalierung subjektiv bleibt, kommt wiederholten Anwendungen im Verlauf zur Erfolgskontrolle einer therapeutischen Maßnahme besondere Bedeutung zu.

Die Schmerzlokalisation kann mit Hilfe des sogenannten Körperschemas erfragt werden, bei dem Patienten die Orte des aktuellen Schmerzerlebens graphisch angeben müssen (siehe Fallbeispiele in ◘ Abb. 8.2).

Von ebenso großer Bedeutung für die Therapieplanung ist die Unterscheidung zwischen **neuropathischem** und **nozizeptivem** Schmerz wie in ► Kap. 3 beschrieben.

Der evaluierte und von der Fachgesellschaft (http://www.dgss.org/deutscher-schmerzfragebogen) zur Verfügung gestellte Deutsche Schmerzfragebogen fasst sämtliche Fragestellungen für den Patienten leicht beantwortbar und für den Behandler interpretierbar zusammen.

In Ergänzung zur strukturierten Anamnese muss der Patient körperlich untersucht werden. Nur in Einzelfällen wird es darüber hinaus notwendig, die Diagnostik um apparative Verfahren zu ergänzen.

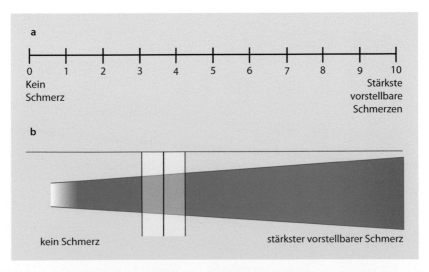

◘ **Abb. 8.1a,b**   Numerische Rating Skala (NRS) (**a**) und Visuelle Analogskala (VAS) zum Monitoring individueller Schmerzentwicklungen (**b**)

Für Kopf- und Gesichtsschmerzen

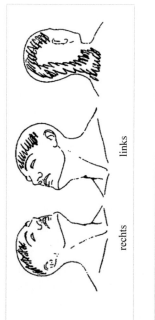

Für Körperschmerzen

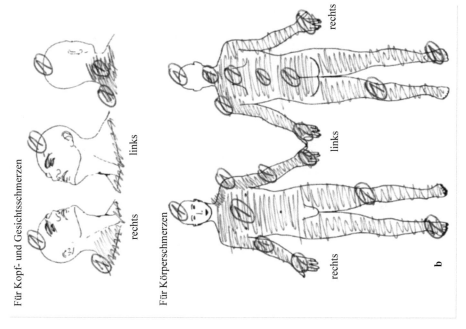

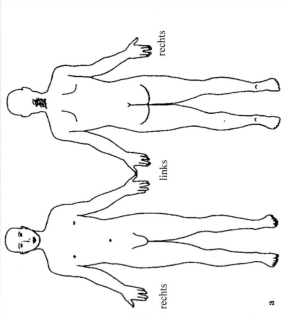

■ **Abb. 8.2** Körperschema bei einer Patientin mit Migräne (**a**) und einem Patienten mit einer somatoformen Schmerzstörung (**b**)

## 8.2        Therapie chronischer Schmerzen

Die Therapie chronischer Schmerzen orientiert sich am biopsychosozialen Modell. Nach diesem heute weitestgehend anerkannten Modell muss man bei chronischen Schmerzen biologische, psychologische und soziale Faktoren, für sich alleine genommen und in ihren komplexen Wechselwirkungen, bei der Entstehung und Aufrechterhaltung von Krankheiten berücksichtigen. Chronische Schmerzen lassen sich weder auf rein körperliche noch auf rein psychische Faktoren reduzieren. So darf nach aktuellen wissenschaftlichen Erkenntnissen in Hinblick auf das biopsychosoziale Modell eine chronische Schmerzerkrankung nicht alleine medikamentös behandelt werden und auch nicht rein psychologisch gesehen werden. Es geht vielmehr um eine ganzheitliche Betrachtung des Problems. Am Beispiel eines 52-jährigen Patienten mit chronischen Schmerzen der Lendenwirbelsäule sind die einzelnen Faktoren in ◻ Abb. 8.3 stichwortartig dargestellt und verdeutlichen ganz praktisch die Komplexität der Problematik.

Während bei der Behandlung akuter Schmerzen die schnelle und effektive Schmerzlinderung ethisch und medizinisch geboten ist, sollten chronische Schmerzstörungen mit Hilfe eines interdisziplinären Therapiekonzeptes so behandelt werden, dass mit Fokussierung auf die Wiederherstellung der körperlichen und sozialen Funktionsfähigkeit behandelt werden.

Der Behandelnde versucht dabei, unter strenger Beachtung der Eigenaktivität des Patienten die therapeutischen „Puzzleteile" (◻ Abb. 8.4) entsprechend der Grunderkrankung zusammen zu setzen.

Voraussetzung für die erfolgreiche Anwendung eines solchen Konzeptes ist der empathische, wertschätzende und partnerschaftliche Umgang mit dem Patienten. Sowohl die edukative, als auch die motivationale Intervention tragen nur dann zum Therapieerfolg bei, wenn der Behandelnde das Vertrauen des Patienten gewinnen und durch eine intensive Betreuung auch über einen längeren Zeitraum aufrechterhalten kann.

### 8.2.1        Medikamentöse Schmerztherapie

Einer der zentralen Bausteine in der Schmerztherapie ist die **Pharmakotherapie**. Bei der Behandlung nozizeptiver Schmerzen kommt das von der Weltgesundheitsorganisation (WHO) vor etwa 30 Jahren entwickelte und bis heute gültige Stufenschema (◻ Abb. 8.5) von Analgetika und anderen Arzneimitteln zum Einsatz. Dabei entscheidet nicht die Diagnose über die Wahl des Schmerzmittels, sondern die Schmerzintensität.

Nicht-Opioide werden als alleiniges Medikament (Monotherapeutikum) gemäß der **WHO-Stufe I** bei leichten Schmerzen eingesetzt, die auf der NRS mit kleiner gleich 3 angegeben werden. Häufig verabreichte Nicht-Opioide sind Metamizol (Novalgin ®) sowie nichtsteroidale antiinflammatorische (antiphlogistische) Medikamente (Non-Steroidal Antiinflammatoriy Drugs; NSAID) wie Ibuprofen (z. B. Aktren ®, Neuralgin ®) oder Diclofenac (z. B. Voltaren ®) und die selektiven Cyclooxygenase-2-Hemmer (Coxibe z. B. Arcoxia ®).

NSAID weisen ein erhöhtes kardiovaskuläres Risikoprofil auf, können Ulcera im Gastrointestinaltrakt verursachen und wirken insbesondere bei niereninsuffizienten Patienten nephrotoxisch. Als Begleittherapie zu längeren Einnahmeintervallen von NSAID sollte daher eine Magenschleimhautprotektion mit Protonenpumpeninhibitoren durchgeführt werden. Bei zeitgleichem Einsatz von Kortikoiden und NSAID erhöht sich das Ulcusrisiko sogar um den Faktor 15. Eine typische Tagesdosis von Ibuprofen beträgt 3x400-3x600 mg, (Diclofenac 2 x 75 mg).

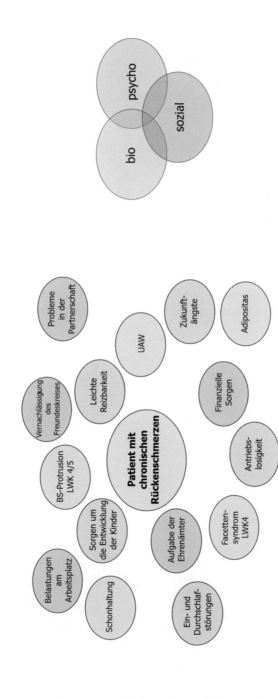

**◘ Abb. 8.3**   Das biopsychosoziale Krankheitsmodell am Beispiel eines 52-jährigen Patienten mit chronischen Rückenschmerzen der Lendenwirbelsäule

**8**

**Medikamente**

WHO- Stufenschema

Ko- Analgetika

Adjuvantien

Topische Anwendung

**Neurostimulation**

Transkutane elektrische Nervenstimulation

Spinal Cord Stimulation

**Lokalanästhesieverfahren**

Rückenmarksnahe Verfahren

Periphere Nervenblockaden

Sympathikusblockaden

Topische Anwendung

**Physikalische Maßnahmen**

Krankengymnastik

Manuelle Therapie

Lymphdrainage

Ergotherapie

Kälte-/Wärmeanwendung

**Ergänzende Verfahren**

Akupunktur

Biofeedbacktraining

Ernährungsberatung

Musiktherapie

Spiegeltherapie

**Radiatio**

Analgetische Bestrahlung

Radionuklidtherapie

**Psychosoziale Maßnahmen**

Patientenedukation

Schmerzbewältigungsstrategien

Entspannungsverfahren

Psychotherapie

**Operative Verfahren**

Intrathekale Medikamentengabe

Kausale invasive Maßnahmen

◙ **Abb. 8.4**    Das interdisziplinäre Therapiekonzept für die Behandlung chronischer Schmerzen

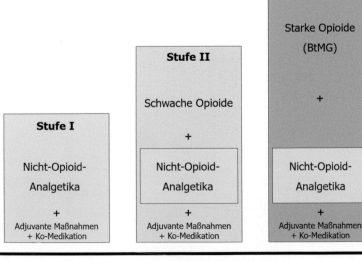

◙ **Abb. 8.5**    Das WHO-Stufenschema zur Pharmakotherapie von Schmerzen

Metamizol (Novalgin ®)weist diese typischen unerwünschten Arzneimittelwirkungen (UAW) der NSAID nicht auf. Jedoch klagen viele Patienten über den schlechten Geschmack, andere über Übelkeit. Weitere häufige UAW sind allergische Reaktionen und Blutdruckabfälle (insbesondere bei der intravenösen Gabe), während hämatologische UAW wie die lebensbedrohliche Agranulozytose (nahezu vollständiger Verlust von Granulozyten, eines für die unspezifische Abwehr wichtigen Typs weißer Blutkörperchen) extrem selten sind. Eine typische Einzeldosis von Metamizol beträgt 1 g (entspricht 40 Tropfen), jedoch wird bei der erstmaligen Gabe häufig mit 500 mg begonnen. Aufgrund der kurzen klinischen Wirkdauer hat sich die 3-4 mal tägliche Gabe etabliert, um einen stabilen Wirkspiegel zu generieren.

Paracetamol (z. B. Ben-u-ron ®) hat aufgrund seines nicht vollständig geklärten Wirkmechanismus, seiner geringen Schmerz hemmenden Potenz, der Hepatotoxizität in höheren Dosierungen und seines generell ungünstigen Risiko-Nutzen-Verhältnisses eine immer geringere Bedeutung in der klinischen Anwendung.

Acetylsalicylsäure (ASS z. B. Aspirin ®) mit seiner ebenfalls niedrigen analgetischen Potenz und direktem Einfluss auf die Thrombozytenfunktion ist, abgesehen von wenigen Spezialindikationen wie der akuten Migräne, in der Therapie chronischer Schmerzen obsolet.

Entsprechend der **WHO-Stufe II** werden mittelstarke Schmerzen (NRS 3–5) mit einem schwach wirksamen Opioid in Kombination mit einem Nicht-Opioid behandelt, zum Einsatz kommen die Wirkstoffe Tramadol (z. B. Tramal ®) und Tilidin (Valoron ®). Allerdings ist Tilidin (auch in Kombination mit Naloxon) in nicht-retardierter (galenischer) Zubereitungsform (Tropfen) aufgrund des hohen Missbrauchspotentials seit dem Jahr 2013 betäubungsmittelpflichtig.

Sowohl Tramadol als auch Tilidin fungieren als „Prodrug" und sind damit immer auf die Fähigkeit des einzelnen Organismus angewiesen, das Medikament zu metabolisieren. Daher sollte eine Tageshöchstdosis der beiden Wirkstoffe von 600 mg nicht überschritten werden. Beide Wirkstoffe sind sowohl als Retard-Präparate als auch als unretardierte Tabletten oder Tropfen (für beide gilt: 40 Tropfen = 100 mg) sowie in Ampullenform für die parenterale Gabe erhältlich.

Den Empfehlungen der WHO zufolge ist Morphin (z. B. Sevredol®) die „Ursubstanz" der Opioide in der **WHO-Stufe III** und dient als Referenz mit numerischem Wert 1 in der Darstellung der Wirkstärke im Vergleich zu anderen Opioiden. Morphin ist in vielen Applikationsformen (Tablette in retardierter und nicht-retardierter Galenik, Granulat, Tropfen, Trinklösung, Injektion) verfügbar. Verglichen mit der parenteralen Gabe ist die orale Gabe von Morphin weniger wirksam (orale/parenterale Dosis: 2 - 3/1), da die Substanz in der Leber metabolisiert wird und viele Metabolite analgetisch inaktiv sind. Die Pharmakokinetik von Morphin ermöglicht eine individuelle Dosierung und eine gute Steuerbarkeit. Bei niereninsuffizienten Patienten können die analgetisch wirksamen Metabolite Morphin-3-Glucuronid und Morphin-6-Glucuronid allerdings im Körper akkumulieren und entsprechende unerwünschte Nebenwirkungen zur Folge haben.

Bei dieser Patientengruppe wird deshalb häufig Hydromorphon eingesetzt, das in fast allen oralen und parenteralen Darreichungsformen und Galeniken verfügbar ist. Vergleichbare Eigenschaften hat Oxycodon. In der Fixkombination mit retardiertem Naloxon soll es bei oraler Gabe das Auftreten einer Opioid-induzierten Obstipation verringern.

Die Wirkstoffe Buprenorphin (z. B. Norspan ®) und Fentanyl (z. B. Durogesic ®) sind die einzigen Substanzen, die aufgrund ihrer Lipophilie transdermal als Pflaster verabreicht werden können. Die Nachteile dieser transdermalen therapeutischen Systeme liegen in der schlechten Steuerbarkeit, schlechten Resorption bei kachektischen Patienten oder starkem Schwitzen und der Unmöglichkeit, ihre Dosis an den Tag- Nachtrhythmus der Schmerzen anzupassen.

Piritramid (z. B. Dipidolor ®) wird in Deutschland in der perioperativen Routine regelhaft eingesetzt, jedoch sprechen praktische (nur i.v. verfügbar, keine retardierte Galenik), aber auch

**◨ Tab. 8.1** Äquivalenztabelle der Opioide

| Substanz | Dosierung in mg/24 h | | | | | | | | |
|---|---|---|---|---|---|---|---|---|---|
| Morphin p.o. | 30 | 60 | 90 | 120 | 150 | 180 | 210 | 240 | 300 |
| Morphin i.v./s.c. | 10 | 20 | 30 | 40 | 50 | 60 | 70 | 80 | 100 |
| *Tramadol p.o.* | *150* | *300* | *450* | *600* | | | | | |
| *Tilidin/Naloxon p.o.* | *150* | *300* | *450* | *600* | | | | | |
| Hydromorphon p.o. | 4 | 8 | 12 | 16 | 20 | 24 | 28 | 32 | 40 |
| Piritramid i.v. | 15 | 30 | 45 | 60 | | | | | |
| Oxycodon p.o. | 15 | 30 | 45 | 60 | 75 | 90 | | | |
| Tapentadol p.o. | | 150 | 200 | | | | | | |
| Fentanyl TTS (µg/h) | 12 | 25 | 37,5 | 50 | | 75 | | 100 | |
| Buprenorphin TTS (µg/h) | ~10 | ~20 | ~35 | ~52,5 | | ~70 | | | |

Abkürzungen: p.o. = peroral, i.v. = intravenös, s.c. = subcutan, TTS = Transdermales Therapeutisches System. Opioide der WHO-Gruppe II und ihre Dosierungen sind kursiv gedruckt.

pharmakologische Gründe gegen einen häufigen oder gar routinemäßigen Einsatz bei chronischen Schmerzen. Auch (Levo-)Methadon ist ein WHO-III-Opioid mit besonderen pharmakokinetischen und –dynamischen Eigenschaften, die bei einigen Patienten von Vorteil sein können.

Bei einem Wechsel von einem Opioid der WHO-Stufe III auf ein anderes müssen die Substanzen mit Hilfe von Äquivalenztabellen äquipotent umgerechnet werden. Die in ◨ Tab. 8.1 genannten Zahlen geben dafür Anhaltswerte. Bei der Umrechnung der Dosis im Rahmen einer Opioidrotation wird empfohlen, die Dosierung initial um mindestens 30% zu reduzieren.

Die Opioiddosis sollte individuell der medizinischen Situation des Patienten entsprechend langsam gesteigert werden. In der Initialphase kann die Dosisfindung durchaus mit rasch wirksamen Opioiden durchgeführt werden (Titration), aber auch eine Ersteinstellung mit Retardopioiden ist möglich. Die Entscheidung für die orale oder transdermale Opioidapplikation sollte nicht dogmatisch begründet sein, sondern von der individuellen Situation des Kranken (etwa Tablettenzahl wegen anderer Erkrankungen, Schluckstörungen) abhängig gemacht werden.

Im Verlauf muss die Notwendigkeit für eine Opioidtherapie und deren Dosierung regelmäßig überprüft werden. Hier kommt der regelmäßigen Erfassung der Schmerzintensität mit Hilfe der VRS oder NRS eine zentrale Bedeutung zu.

Beim Einsatz dieser Substanzen zur Therapie nicht-tumorbedinger Schmerzen geben Leitlinien (z. B. Langzeitanwendung von Opioiden bei Nicht-Tumorschmerz „LONTS") wertvolle Hinweise zum praktischen Vorgehen.

Typische und häufige Opioid-bedingte UAW sind Übelkeit, Erbrechen sowie Müdigkeit (bis hin zur Sedierung), anticholinerge UAW wie Mundtrockenheit, Harnverhalt und Obstipation. Bei relativer Überdosierung von Opioiden können Atempausen auftreten, bei nicht sachkundigem Einsatz eine Atemdepression. Die über den µ-Rezeptor vermittelten UAW sind mit Naloxon antagonisierbar, jedoch ist die verhältnismäßig kurze Halbwertszeit und Wirkdauer (ca. 30 min) des Antidots zu beachten.

Da Opioide bei vielen Patienten mit der Angst vor Sucht, Kontrollverlust und Tod vergesell-schaftet sind, ist eine umsichtige und aufklärende Vorgehensweise in dieser Phase wichtig für das vertrauensvolle Arzt-Patienten-Verhältnis.

Bei der Pharmakotherapie **neuropathischer Schmerzen**, die von den Patienten häufig als brennend, elektrisierend und einschießend beschrieben werden, sind die beschriebenen Medikamente des WHO-Stufenschemas **meistens unwirksam**. In der medikamentösen Behandlung kommen deshalb vor allen Dingen Ko-Analgetika zum Einsatz. Trizyklische **Antidepressiva** wie Amitriptylin (10 bis 25 mg), Gabapentin ($3 \times 100$ bis $3 \times 800$ mg), Pregabalin ($2 \times 25$ mg bis $2 \times 75$ mg, maximal $2 \times 300$ mg) und Carbamazepin ($1 \times 100$ bis $4 \times 400$ mg) sind die am häufigsten angewendeten Substanzen.

## 8.2.2 Nicht-medikamentöse Schmerztherapie

Aus ◨ Abb. 8.4 ergeben sich neben der medikamentösen Therapie eine ganze Reihe **nicht-medikamentöser Maßnahmen**. Betrachtet man das Fallbeispiel (◨ Abb. 8.2B) unter den beschriebenen Gesichtspunkten des biopsychosozialen Schmerzmodells und den massiven Beeinträchtigungen der Lebensqualität, so ergibt sich daraus die Notwendigkeit einer weiter führenden psychologischen Diagnostik.

### Psychologische Therapieverfahren

Die Herausforderung besteht in dieser diagnostischen Phase darin, die somatischen Befunde mit den psychologisch erarbeiteten Informationen in einen Kontext zu setzen und in ein gemeinsames Störungsmodell münden zu lassen. Die Evaluation prädisponierender, auslösender und insbesondere symptomunterhaltender psychologischer Einflussfaktoren ist die Voraussetzung für die Initiierung eines adäquaten psychologischen Behandlungsverfahrens, beispielsweise einer in der **Schmerz-Psychotherapie** häufig angewendeten Verhaltenstherapie. Auch unimodale Verfahren wie die Entspannungsmethode der **progressiven Muskelrelaxation** nach Jacobson können bei regelmäßiger Anwendung durch die Stabilisierung des vegetativen Nervensystems und der gezielten Entspannung der betroffenen Muskulatur eine anhaltende Wirkung haben.

### Transkutane Elektrische Nervenstimulation (TENS)

Bei der TENS werden Elektroden in einem vorgegebenen Abstand im Bereich der schmerzenden Region positioniert, die in zeitlich definierten Abständen und wechselnden Intensitäten einen Stromimpuls abgeben (◨ Abb. 8.6). Abhängig von der Frequenz und Intensität werden dabei auf spinaler oder supraspinaler Ebene körpereigene Schmerzhemmsysteme aktiviert. Dazu gehören eine reduzierte Aktivität der peripheren Nozizeptoren sowie die Aktivierung deszendierender schmerzhemmender Bahnen (▶ Kap. 7). Darüber hinaus kann die regelmäßige Anwendung von TENS den Spiegel körpereigener Endorphine erhöhen. TENS-Systeme können als Leihgeräte rezeptiert und von den Patienten nach entsprechender Einweisung zuhause selbstständig verwendet werden.

### Physikalische Therapien

In der Therapie chronischer Schmerzen nehmen neben medikamentösen und psychologischen Behandlungsverfahren die **Therapiemethoden der physikalischen Medizin** eine zentrale Rolle ein. Beispielsweise kann eine gezielt eingesetzte **Physiotherapie** durch die Verbesserung der

**▣ Abb. 8.6** TENS-Gerät
mit Klebeelektroden und
Sonderzubehör

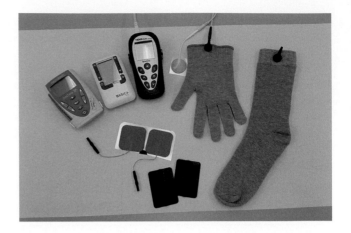

**8**

Gelenkbeweglichkeit, Stärkung der Ausdauer und Kraft, Verbesserung der Koordination, Steigerung der Leistungsfähigkeit sowie der Verbesserung der Körperwahrnehmung wirksam zum schmerztherapeutischen Konzept beitragen. Sobald wie möglich sollten dabei die passiven durch **aktive Bewegungsübungen** ergänzt und schließlich ersetzt werden, um die Eigenverantwortung des Patienten zu schulen. Spezielle Therapieformen wie die manuelle **Lymphdrainage** zur Entlastung der ödematösen und oftmals mit Schmerzen verbundenen Veränderungen in den Extremitäten gehören ebenso in das Leistungsspektrum der Physiotherapie wie die **Wärme- und Kältetherapie**.

## Spiegeltherapie

Die Spiegeltherapie ist ein ergotherapeutisches Verfahren, bei dem der gestörte oder vollständig fehlende afferente sensorische Input (z. B. Phantomschmerzen nach einer Amputation) durch die **optische Illusion** zweier gesunder Extremitäten behandelt wird (▣ Abb. 8.7). Indikationen sind sämtliche Formen der Deafferenzierung, sowie beide Erscheinungsformen des chronischen regionalen Schmerzsyndroms (**C**hronic **R**egional **P**ain **S**yndrom: CRPS, früher „Morbus Sudeck"). Typ 1 liegt eine Weichteil- oder Knochenschädigung bzw. eine länger andauernde Ruhigstellung **ohne Nervenschädigung** zu Grunde. Typ 2 ist die Folge der **Schädigung von Nerven**. Die Therapie erfolgt in mehreren Trainingsschritten: Es werden motorische und sensorische Übungen durchgeführt, die der Patient in täglicher Eigenarbeit konsequent weiterführen muss.

**▣ Abb. 8.7** Spiegeltherapie
der rechten Hand

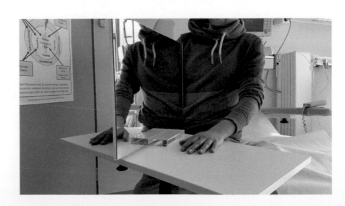

## Regionalanästhesiologische Verfahren

Bei der Regionalanästhesie hat die Verwendung von **höherfrequentem Ultraschall** (>10 MHz) zur Visualisierung der Zielnerven, der umgebenden Strukturen und der Ausbreitung des applizierten Lokalanästhetikums das Fach innerhalb der vergangenen 15 Jahre revolutioniert.

Die ultraschallgestützten Verfahren zeichnen sich durch ein verbessertes Risiko-Nutzen-Verhältnis durch Reduktion des Volumens an Lokalanästhetikum, Reduktion der punktionsbedingten Komplikationen sowie eine verlässliche Aussage über das Ausbreitungsverhalten der applizierten Substanz aus. Der Einsatz von Röntgenstrahlung ist nicht erforderlich und daher hat der Ultraschall in letzter Zeit auch Einzug in die Schmerztherapie gehalten.

Sowohl für **invasive Techniken** in der **Akutschmerztherapie** als auch in der Behandlung **chronischer Schmerzen** kann der Anwender sämtliche für die perioperative Regionalanästhesie beschriebenen Vorteile für seine Anwendung nutzen.

Ultraschallgezielte Nervenblockaden in der Therapie chronischer Schmerzen erfordern ein adäquates **anatomisches Wissen** um den Verlauf peripherer Nerven und die damit einhergehenden vielfältigen Blockademöglichkeiten ◘ Tab. 8.2. Darüber hinaus werden an die ultraschallgezielte Nervenblockade bei chronischen Schmerzen weiter gehende Anforderungen gestellt. Während der Erfolg einer Regionalanästhesie im operativen Umfeld durch die Schmerzfreiheit bereits beim Hautschnitt und erst recht bei dem nachfolgenden Eingriff unter Beweis gestellt wird, kann die Fragestellung bei der Behandlung chronischer Schmerzen völlig anders geartet sein. So können z. B. aus diagnostischen Nervenblockaden Indikationen für eine Revisions-Operation abgeleitet werden. Es muss dabei allerdings gewährleistet sein, dass ein technisches Versagen der Methode ausgeschlossen werden kann. Die Bilddokumentation des Ausbreitungsverhaltens um einen Nerven spielt also eine entscheidende Rolle. Darüber hinaus muss bei selektiven

| ◘ Tab. 8.2 Anwendungsbeispiele für ultraschallgezielte Nervenblockaden | |
|---|---|
| **Blockierte Struktur** | **Anwendungsbeispiele** |
| Ganglion cervicothoracicum (stellatum) | durch den Sympathicus-Anteil des vegetativen Nervensystems unterhaltene Schmerzen der oberen Extremität |
| Nervus ilioinguinalis | Chronische Schmerzen nach Herniotomie (Operation einer Leistenhernie) |
| Nervus iliohypogastricus | Chronische Schmerzen nach Herniotomie (Operation einer Leistenhernie) |
| Nervi intercostales | Schmerzen nach Gürtelrose (Postzosterneuralgie) |
| Rami dorsales von Spinalnerven im Lendenbereich | Diagnostische Sicherung eines Facettensyndroms (degenerative Veränderung der Gelenke zwischen Lendenwirbeln; häufige Ursache von Rückenschmerzen) |
| Nervus occipitalis | Occipitalisneuralgie |
| Nervus cutaneus femoris lateralis | Meralgia paraesthetica |
| Nervus subscapularis | Schmerzsyndrome im Schulterbereich |

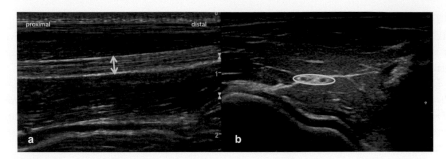

□ **Abb. 8.8**    Ultraschalldarstellung des N. medianus im Längsschnitt (*Doppelpfeil*) nahe des Handgelenkes
(**a**) und N. radialis im Querschnitt (*ovale Markierung*) nahe der Ellenbeuge (**b**)

Blockaden sichergestellt werden, dass das Lokalanästhetikum nicht einen benachbarten Nerven
mit erfasst und damit das vermeintliche Innervationsgebiet des geschädigten Nerven verfälscht.

Typische ultraschallgezielte Blockaden in der Schmerztherapie sind in der nachfolgenden
Tabelle zusammengefasst.

Darüber hinaus können aber auch die meisten der anderen zum Plexus brachialis oder lumbosacralis gehörenden Nerven ultraschallgezielt blockiert werden. □ Abb. 8.8 zeigt beispielhaft
die hervorragende sonographische Abbildungsqualität zweier peripherer Nerven bei Verwendung eines Linearschallkopfes mit einer Schwingungsfrequenz von 13 MHz.

# Serviceteil

# Stichwortverzeichnis

# T

# U

# V

# W

# Z

Printed in the United States
By Bookmasters